一百天學推拿

劉嵐慶
迪燕
胡曉蘭
祝旻捷
蔡旻愷
曉江
柯貴寶

編著

商務印書館

本書經上海科學技術出版社有限公司授權出版

© 上海科學技術出版社　　2015

一百天學推拿

作　　者：劉嵐慶　迪　燕　胡曉蘭　祝旻捷　蔡旻愷　曉　江　柯貴寶　等

責任編輯：甘麗華

封面設計：張　毅

出　　版：商務印書館 (香港) 有限公司

　　　　　香港筲箕灣耀興道 3 號東滙廣場 8 樓

　　　　　http://www.commercialpress.com.hk

發　　行：香港聯合書刊物流有限公司

　　　　　香港新界大埔汀麗路 36 號中華商務印刷大廈 3 字樓

印　　刷：美雅印刷製本有限公司

　　　　　九龍官塘榮業街 6 號海濱工業大廈 4 樓 A

版　　次：2018 年 3 月第 1 版第 1 次印刷

　　　　　© 2018 商務印書館 (香港) 有限公司

　　　　　ISBN 978 962 07 3446 5

　　　　　Published in Hong Kong

編寫意圖

為了普及中醫推拿方法，使廣大讀者能在較短時間內了解和掌握推拿的基本理論、基本手法、常用穴位（部位）和診治疾病的方法，因此撰寫本書。

本書是推拿臨床經驗的總結，具有內容實用、圖文並茂、簡明易懂、兼顧普及與提高的特點，本書的讀者對象主要為：掌握一定科學文化知識的中醫推拿愛好者。

內容安排

本書按每天學一小節安排，若干天為一單元，共安排 100 天。其中每週學 5 天，休息 2 天。先學習推拿的基本理論，常用經穴（部位）、基本手法，然後學習常見病症的推拿診治。全書介紹了包括小兒類推拿手法在內的常用手法 23 種，內、外、婦、兒、骨傷等各科近 50 種常見疾病的診治和保健方法，並繪有 153 幅圖畫，形象地顯示推拿穴位、手法、檢查方法、疾病治療等，以便幫助讀者學習。這樣正式安排了 14 週，另加 2 天機動時間，共為 100 天。

學習要求

　　要學好本書，掌握本書主要精華，不能一蹴而就，希望廣大讀者切實地做到以下兩點：

　　一、循序漸進，前後呼應：因本書內容前後銜接、不斷擴充、逐步深入，所以學習要按書中的編排順序循序漸進。學習時反覆領會，前後對照，有助於深入掌握推拿主要精華；學習後面的知識時，又必須時時複習前面的內容，達到溫故而知新。

　　二、學習要持之以恆，注意抓住幾個環節：從每天編排內容來看，每天學習時間約 1 小時，另外要抽時間背誦常用穴位，熟悉這些穴位（部位）的位置和功效（主治）；經常練習推拿手法，熟練掌握推拿手法的操作方法、功用和適應病症；認真完成每天的練習題，消化所學的內容，自我檢測每天學習內容掌握情況。除了練習題要求掌握的內容外，讀者可根據具體情況參閱其他相關書籍。

目 錄

第一週

───────── 週 1 ─────────

推拿簡史

推拿，古稱按摩，是中醫學寶庫中一顆璀璨的明珠。歷史悠久，源遠流長。

長沙馬王堆出土的大批帛書和竹木簡上就記載了大量按摩、導引、吐納等內容，這些出土的醫書反映了春秋戰國或者更早時期，按摩療法就被廣泛地應用於臨床治療。

按摩治病最早發源於我國中部地區。據中醫學經典巨著《黃帝內經》（以下簡稱《內經》）曰：“中央者其地平以濕，天地之所以生萬物之眾，其民食雜而不勞，故其病多痿厥寒熱，其治宜導引按蹻。故導引按蹻者，亦從中央出也。”這裏的中央即我國的中部地區，屬河南洛陽一帶。

春秋戰國時期就有扁鵲搶救屍蹶患者的成功事例。據《周禮疏案》曰：“扁鵲過虢境，見虢太子屍蹶，就使其弟子子明炊湯，子儀脈神，子遊按摩。”數法並下，成功地治癒了虢太子的病。

秦漢時期把導引、吐納、膏摩列入保健預防方法。漢代醫聖張仲景根據自己多年的實踐經驗編著了《金匱要略》一書。認為：“若人能養慎，不令邪風干忤經絡；適中經絡，未流傳臟腑，即醫治之。四肢才覺重滯，即導引、吐納、針灸、膏摩，勿令九竅閉塞。"

　　隋唐時期，隨著生產力的發展，文化的昌盛，醫學科目開始逐步完善。按摩已列入國家醫學教育的正式科目。按摩設有專科，有按摩專科醫生、按摩博士。據《新唐書·百官志》記載："按摩博士一人，按摩師四人，並以九品以下，掌教導引之法以除疾。"也就是説當時已經把古老的導引之法正式作為教學內容。

　　宋金時期，推拿運用範圍更加廣泛。宋代名醫龐安時運用腹部按摩手法催產："有民家婦孕將產，七日而子不下，百術無所效……令其家人以湯溫其腰腹，自為上下按摩，孕者覺腸胃微痛，呻吟間生一男子。"本病案可屬世上首例有記載的產科手法助產的病案。

　　明清時期中醫學已經有了顯著的發展，推拿也日趨成熟。主要表現在小兒推拿有突破性進展，正骨推拿、保健推拿已形成了內容豐富的知識體系。當時，編著出版了許多按摩醫學書籍，最具代表性的《小兒按摩經》可算是我國現存最早的推拿書籍。《小兒推拿方脈活嬰秘旨全書》《小兒推拿秘訣》等三十餘部小兒推拿醫學著作出版，也就是在這個時期"按摩"被"推拿"一詞所代替。這一名稱的改革，體現了按摩療法的發展和人們對推拿認識的提高。標誌著推拿史上一個很大的飛躍。

　　乾隆年間由政府編著的清代醫學全書《醫宗金鑒·正骨心法要旨》對宋以來的骨傷按摩成就及民間經驗進行了系統的總結和整理，把整骨按摩歸納為"摸、接、端、提、按、摩、推、拿"正骨八法。由此可見，明清時期是我國歷史上推拿專著出版最興旺時期。現存的推拿古籍幾乎都是那個時代出版的產物。

　　中華人民共和國成立以後，在党的中醫政策關懷下，推拿又迅速發展起來。1956 年推拿專業正式列入國家教育體系，在上海開設了推拿培訓班，成立推拿專科門診部，建立推拿專科學校，並邀請全國著名推拿專家任教，開始了有計劃的正規教育。在 20 世紀 50 年代上海市中醫推拿門診部已分為小兒疾病推拿、內婦科推拿、運動系統疾病推拿，同時還收治部分外科和五官科疾病。

推拿學校著重開展了對推拿歷史和文獻資料的發掘、整理與研究，做了大量的繼承和發揚工作；對推拿的作用和治療原理進行了的理論探討工作；**對推拿手法明確提出了必須具備的技術要求，即：持久、有力、均勻、柔和，從而達到深透。**

1974 年在上海中醫學院成立針灸推拿骨傷專業，推拿專業又重新登上了新臺階。20 世紀 70 年代末 80 年代初，全國有條件的中醫學院都相繼開設針灸推拿課，並籌建針灸推拿系。1987 年國家教委頒佈的《全國高等學校醫藥本科專業目錄》正式列入推拿專業，至此全國大多數中醫學院都設立針灸推拿系。上海中醫藥大學率先培養出一批高層次的推拿專業碩士、博士研究生，推拿人才的培養轉入了國家高等教育的軌道。

在此基礎上，對推拿作用機制的研究更為深入、廣泛。有的利用在作椎間盤髓核摘除手術時，當充分暴露術野的情況下先作推拿手法，以觀察推拿手法對椎間盤突出症的作用機制；有的運用電腦對推拿手法作三維力學的分析；有的通過對斜扳法生物力學的分析，以指導臨床如何去使用力量以提高手法的正確性；有的通過心電圖認識到推拿後能改變冠心病患者心電圖 ST 波和左心功能；有的通過對血中內啡呔、5- 羥色胺等致痛物質的研究來探討推拿鎮痛原理；有的運用免疫手段，來證實推拿可以提高人體的免疫功能，使白細胞升高。

總之，推拿雖是一種古老的醫療方法，但是它具有獨特的醫療作用，在與現代醫學科學相結合的基礎上，一定會為人類健康作出更大的貢獻。

【每日練習】

簡述中醫推拿的發展歷史。

——— 週 2 ———

推拿的基本知識

一、推拿治療的作用機制

《素問·舉痛論》曰："寒氣客於背俞之脈，則脈泣（澀），脈泣（澀）則血虛，血虛則痛，其俞注於心，故相引而痛。按之則熱氣至，熱氣至則痛止矣。"這一段古代經典醫書說明外來寒邪侵犯了人體背部腧穴之後，而導致了經絡的澀滯不通，氣血運行不暢，不通則痛，因故造成背部疼痛，甚至誘發心痛，推拿後可使經絡疏通、氣血流暢，並使局部溫熱，通則不痛，熱則痛緩，能驅寒止痛。也可以說推拿就是通過經絡穴位來調節臟腑各組織器官間的平衡，加速新陳代謝，修復各種損傷，以達到防病治病之目的。下面從不同的方面對推拿治病機制作些探討。

（1）作用於皮膚組織：皮膚是直接接受推拿治療的人體組織，然而皮膚具有調節機體溫度和保護皮下組織不受傷害的功能。

推拿手法能加強皮脂腺及汗腺的分泌，清除衰亡脫落的上皮細胞，改善皮膚代謝，軟化瘢痕，增強機體的防衛功能；同時還能增強皮膚的光澤和彈性，延緩皮膚的衰老。

摩法、揉法、擦法、拍打法等手法都很容易使皮膚毛細血管擴張、皮膚溫度升高。手法功力好的推拿醫師其手法的深透力亦強，不僅使表皮溫度升高，而且還能使局部深層組織的溫度升高，所以能軟化和鬆解皮膚和皮下粘連的組織。

（2）作用於肌肉組織：在高強度的運動後，由於代謝的中間產物乳酸的大量產生，沉積在肌肉組織中，出現肌肉痙攣疼痛和疲勞現象。若對疲勞肌肉進行推拿治療，就能促進乳酸的消散和排出，使疼痛緩解，疲勞消除。所以運動員在比賽前採用保健推拿以消除疲勞，迅速進入競技狀態。

推拿又能增強肌肉的張力和彈性，使其收縮功能增強和肌力增加，常用於廢用性肌萎縮和小兒麻痹後遺症等肌肉萎縮的治療；亦能提高肌肉和肌腱的彈性，鬆解肌肉、肌腱與周圍組織的粘連。

（3）促進骨關節損傷後的康復：當骨關節損傷後，由於肌肉和關節的不活動，局部血液循環緩慢、淋巴鬱滯，組織發生水腫，漿液纖維素性滲出物的纖維原所形成的"膠汁"，從而就發生了粘連，造成關節功能障礙，肌肉出現廢用性萎縮。正確的推拿治療，可使血液、淋巴液循環加速，水腫消退，粘連鬆解，功能障礙的關節能逐漸增大活動範圍，達到正常或接近正常的生理功能。所以推拿有利於骨關節損傷的康復。

（4）糾正異常解剖位置：凡關節錯位、肌腱滑脫等有關組織解剖位置異常而致的病症，均可運用推拿手法得以糾正。例如：小兒橈骨小頭半脫位，患肢活動障礙處於強迫體位，只要手法運用正確，真可謂是手到病除。對於腰椎後關節滑膜嵌頓、腰痛難忍的患者，手法亦能起立竿見影之功效。再則，推拿手法還可以使腰椎間盤突出症患者的突出物——髓核與神經根的關係得到改變，使腰腿痛症狀消除或減輕等。

（5）改善血液循環：某染化工廠內部分生產工人因與有害化學物品接觸，出現疲乏和全血下降。經四花穴、足三里按揉和捏脊等推拿治療一階段後疲乏現象明顯好轉，血象普遍回升。

實驗證明，推拿能增加毛細血管的數量，增大管徑，使血液循環大大改善。同時還能促進病變組織血管網的重建，恢復血管壁的彈性，改善管道的通暢性能，降低血液循環的外周阻力等。

由於推拿手法能夠改善血液和循環系統，所以在臨床上對高血壓病、冠心病、腦供血不足等疾病作為一種輔助治療手段還是很有療效的。

（6）幫助消化：有試驗證明，對背部脾俞、胃俞穴推拿 1~2 分鐘後大多引起胃蠕動增強；推拿足三里穴後則大多引起胃蠕動減弱。值得提出的是，推拿足三里穴對消化系統具有興奮和抑制的雙向調節作用，在胃蠕動增強時，推拿足三里穴往往使胃蠕動減弱，而當胃蠕動減弱時，推拿後則增強。

也有試驗證明，推拿後可降低促胃液素的分泌和增強小腸的吸收功能等，所以對消化系統功能性病變有較好的治療效果。

（7）調節神經系統：推拿可降低周圍感覺神經末梢的興奮性，故常用於止痛，如神經炎、神經痛等。較輕手法可以刺激運動神經，提高肌肉興奮性；重手法則用來治療肌痙攣，亦能促進損傷的功能恢復。腹部推拿可通過自主神經的作用，刺激消化腺分泌，增進消化吸收和調節胃腸蠕動功能。

背俞穴的推拿治療，可通過神經反射，影響脊髓和大腦的調節功能，從而使相應臟器的功能發生變化。如肺俞對呼吸系統，脾俞、胃俞對消化系統，八髎穴對泌尿生殖系統等的作用。

（8）改善心理：輕柔的手法能使患者情緒放鬆、穩定，減輕或消除心理上對疾病的不良反應，排除抑鬱、焦慮等不良心理。隨著治療效果的積累，患者能逐步增強信心，主動配合治療。因此，推拿既是對器質性病變的有效治療方法，也是心理治療的一種手段。

綜前所述，推拿治療確實是一種簡便、實用、療效確切的治療方法，但關鍵的問題是要正確掌握推拿手法、穴位、解剖部位，臨床上要運用恰當。要達到得心應手的境界，應認真學習，刻苦練習，反覆體會、實踐，逐步摸索和掌握推拿治療的規律。

【每日練習】

談談你是怎樣認識推拿治病的？

二、經絡與腧穴

　　經絡學說是中醫學的基礎理論之一，是在長期的臨床實踐中，逐漸總結、積累、歸納、昇華而形成的系統理論，對指導臨床工作具有重要意義。

　　經絡具有溝通上下表裏、聯繫臟腑器官與通行氣血的功能。《內經》認為，十二經脈"內屬於臟腑，外絡肢節"，具有"行氣血而營陰陽，濡筋骨，利骨節"的生理功能。《內經》又認為，邪氣侵襲人體，"必先舍於皮毛，留而不去，才舍於孫脈；留而不去，才舍於絡脈；留而不去，才舍於經脈；內連五臟，散於腸胃"。這是邪氣通過經絡，從體表皮毛而逐漸裏傳入五臟六腑的病理過程。當然，通過經絡的聯繫，內臟病變也可以反映到體表的一定部位，如，肝陽上亢可見目赤、頭痛；肺疾可見胸痛、咳嗽；心疾可見胸悶、心悸；脾疾可見濕困疲乏；腎疾可見腰膝酸軟等。

　　推拿治病，尤其是對內、婦科疾病的推拿治療，經絡學說更具有指導意義。推拿時主要是根據某一經絡或某一臟腑的病變，而在病變的附近或按經脈循行部位上取穴，通過手法刺激，以調整經絡氣血的功能，從而達到治病的目的。如太陽頭痛取風池；陽明頭痛取合谷；胃脘痛取足三里；心痛取內關等。由此可見，經絡腧穴對指導推拿治療具有十分重要的臨床意義。

人體的經絡系統是由經脈和絡脈兩大部分組成。其中較為粗大的，分佈較深且縱行的主要幹線，稱為"經"，亦稱"經脈"。而較為細小的，經的分支，深淺部均存在，網絡於經脈間的稱為"絡"，亦稱"絡脈"。其中經脈，包括十二經脈和奇經八脈，以及附屬於十二經脈的十二經別、十二經筋、十二皮部。絡脈有別絡、浮絡、孫絡之分。十二經脈（統稱正經）和奇經八脈（統稱奇經）是經絡的主要部分（若十二經脈加任、督二脈即為十四經脈）。

腧穴又稱穴位、穴道，"腧"具有轉輸和輸注的意思。"穴"具有空隙和聚集的意思。腧穴是人體臟腑經絡之氣血輸注、會聚於體表的部位，這些部位大都處於人體經絡循行的路線上，當針刺或指壓、點穴後反應比較強烈，療效比較顯著。所以，每談及經絡也一定離不開腧穴。經絡與腧穴的關係是經絡以穴位為據點；穴位則以經絡為通道。經絡尤如火車的鐵軌，穴位則為其線路上的一個個車站。而腧穴又分為十四經穴、奇穴和阿是穴三類。

十四經穴簡稱"經穴"。即為分佈於十四經上的腧穴，是腧穴的主要部分，具有主治本經病症的共同作用。

奇穴是指既有一定的穴名，又有明確的位置，但尚未列入十四經系統的腧穴，又稱"經外奇穴"（表1）。這些腧穴對某些病症具有特殊的治療作用。阿是穴又稱天應穴。這一類腧穴既無具體名稱，又無固定位置，而是以壓痛點或其他反應點作為取穴治病的依據。

表 1　經外奇穴常用穴位表

穴名	位置	主治	常用手法
印堂	兩眉頭連線的中點	頭痛、鼻炎、失眠	推、抹、按、揉
太陽	眉梢與目外眥之間向後約 1 寸	頭痛、感冒、眼疾	推、抹、按、揉
魚腰	眉毛的中點	眉棱骨痛、目赤腫痛	推、按、抹
四神聰	百會穴前後左右各 1 寸處	頭痛、眩暈、健忘、癲癇	推、按、揉
橋弓	頸側面，耳後到缺盆成一斜線（胸鎖乳突肌）	頭痛、頭暈、高血壓	抹、拿
華佗夾脊	從第一胸椎至第五腰椎棘下旁開 0.5 寸	脊椎強痛，及臟腑疾患	推、按、揉、點
定喘	大椎穴旁開 0.5 寸	哮喘、咳嗽、肩背痛	推、揉
肩內陵	肩前，腋前皺襞上 1 寸	肩周炎	推、按、揉、拿
落枕穴	手背、第二、三掌骨間，掌指關節後約 0.5 寸	落枕、手臂痛	點、掐
十宣	十手指尖端，距指甲 0.1 寸	昏迷、癲癇	掐
鶴頂	髕骨上緣正中凹陷中	癱瘓、下肢乏力、膝痛	按、揉、點
膝眼	髕尖兩側凹陷中	膝痛	按、揉、點
闌尾穴	足三里穴下 1~2 寸處壓痛敏感點	闌尾炎	點、按
膽囊穴	陽陵泉下 1~2 寸處壓痛敏感點	膽囊炎、膽石症、膽道蛔蟲症	點、按
阿是穴	即壓痛敏感點或其他反應點	解除局部病痛	按、點、揉

　　取穴時可以運用人體體表標誌、骨度分寸、同身（指）寸法等不同的方法（圖 1）。取穴正確與否能直接影響治療效果。在臨床上除用

以上方法取穴外，往往還可以根據特殊體表和肢體活動時所出現肌肉皺紋、筋腱、溝、紋、隆突或凹陷等標誌取穴。這一定要仔細地進行觀察，揣摩實踐，方能日趨熟練。

選穴和配穴可依據腧穴的主治和所屬經絡而採用鄰近、遠端、前後、上下、左右等方法。

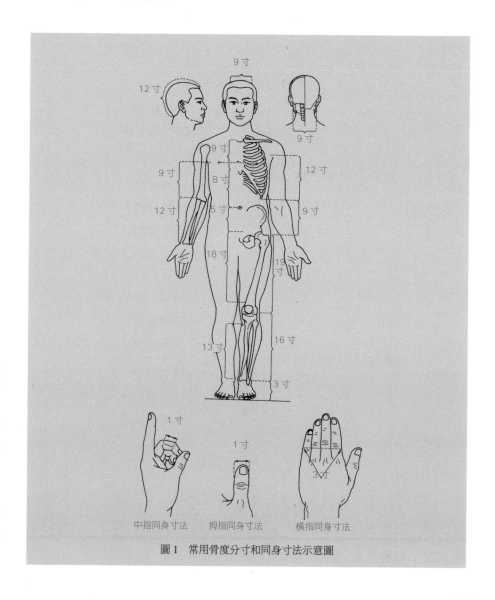

圖1　常用骨度分寸和同身寸法示意圖

十二經脈與奇經八脈

【十二經脈】

（1）名稱分類：根據各經所聯繫內臟的陰陽屬性及其在肢體循行位置的不同將十二經分為手三陰經、手三陽經、足三陰經、足三陽經。陰經屬臟，行於四肢的內側；陽經屬腑，行於四肢外側。十二經分類見圖2。

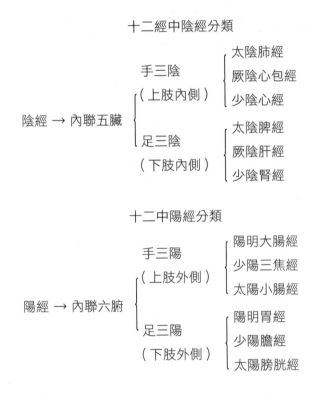

圖2　十二經脈分類圖

（2）走向和交接規律：手三陰，從胸走手；手三陽，從手走頭；足三陽，從頭走足；足三陰，從足走腹（胸）。如此就構成了一個"陰陽相貫，如環無端"的循行路徑（圖3、圖4）。

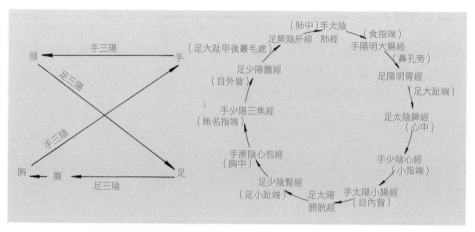

圖3　十二經脈走向和交接規律示意圖　　　　圖4　十二經脈流注次序圖

陽主表、陰主裏。由其經脈互為絡屬，以構成表裏關係。即：手太陰肺經與手陽明大腸經相表裏；手厥陰心包經與手少陽三焦經相表裏，手少陰心經與手太陽小腸經相表裏；足太陰脾經與足陽明胃經相表裏；足厥陰肝經與足少陽膽經相表裏；足少陰腎經與足太陽膀胱經相表裏。

十二經脈中的氣血運行是循環無端的。即從手太陰肺經開始，依次傳至足厥陰肝經，再傳至手太陰肺經，首尾相接，循環貫注。其流注次序見圖4。

【奇經八脈】

奇經八脈是督脈、任脈、衝脈、帶脈、陰維脈、陽維脈、陰蹻脈、陽蹻脈的總稱。

任脈為陰經，督脈為陽經，同源出於會陰，分別循行於軀幹前、後正中線。臟陰經分別與任脈相交會貫通，腑陽經分別與督脈相交會貫通。由於任脈、督脈與十二經脈及臟腑關係甚密，所以有十四經脈之稱。

【每日練習】

1. 何謂經絡？何謂十四經脈？

2. 何謂腧穴？腧穴分幾類？

3. 請熟記十二經全稱及其走向和交接規律。

週 4

十四經脈循行部位及常用穴位（一）

（1）手太陰肺經（圖5）："肺手太陰之脈，起於中焦，下絡大腸，還循胃口，上膈屬肺，從肺系橫出腋下，下循臑內，行少陰心主之前，下肘中，循臂內上骨下廉，入寸口。上魚，循魚際，出大指之端；其支者從腕後直出次指內廉，出其端。"常用穴位見表2。

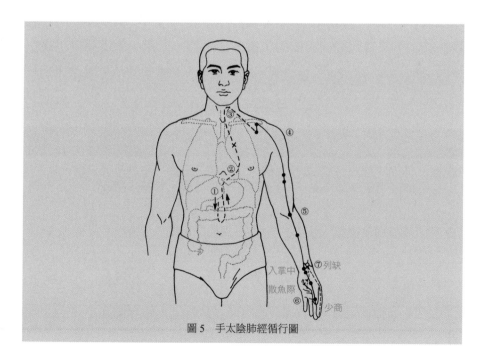

圖5　手太陰肺經循行圖

表 2　手太陰肺經常用穴位表

穴名	位置	主治	常用手法
中府	前正中線旁開 6 寸，平第一肋間隙	咳喘、胸悶、支氣管炎	推、揉、摩
尺澤	肘橫紋中，肱二頭肌腱橈側	咳喘、肘臂攣痛、小兒驚風	按、揉、拿
列缺	橈骨莖突處，腕橫紋上 1.5 寸	頭項強痛、咳嗽	按、揉
太淵	腕橫紋橈側端、橈動脈橈側凹陷中	咳喘、咽喉痛、手腕痛	按、掐
魚際	第一掌骨中點，赤白肉際處	哮喘、咳嗽、胸背痛	揉、掐
少商	拇指橈側指甲旁約 0.1 寸	中風昏厥、小兒驚風、咳嗽	掐

（2）手陽明大腸經（圖 6）："大腸手陽明之脈，起於大指次指之端，循指上廉，出合谷兩骨之間，上入兩筋之中，循臂上廉，入肘外廉，上臑外前廉，上肩，出髃骨之前廉，上出於柱骨之會上，下入缺盆絡肺，下膈屬大腸；其支者，從缺盆上頸，貫頰，入下齒中，還出挾口，交人中，左之右，右之左，上挾鼻孔。"常用穴位見表 3。

表 3　手陽明大腸經常用穴位表

穴名	位置	主治	常用手法
合谷	手背，第一、二掌骨之間，約平第二掌骨中點	頭痛、牙痛、發熱、面神經麻痹、臂痛、指痛攣縮	拿、揉
陽溪	腕背橫紋橈側，兩筋之間	頭痛、目赤、牙痛、手腕痛	按、揉
偏曆	在陽溪與曲池的連線上，陽溪上 3 寸處	鼻衄、目赤、耳聾耳鳴、手臂痹痛	按、揉、拿
手三里	曲池穴下 3 寸	肘攣、屈伸不利，手臂麻木酸痛	拿、按、揉

穴名	位置	主治	常用手法
曲池	屈肘、肘橫紋的盡端	發熱、高血壓、肘痛、上肢癱瘓	拿、揉
肩髃	肩峰前下方，舉臂時呈凹陷處	肩臂痛、肩關節活動障礙、偏癱	揉、按
迎香	鼻翼旁 0.5 寸、鼻唇溝中	鼻炎、鼻塞、口眼歪斜	揉、掐

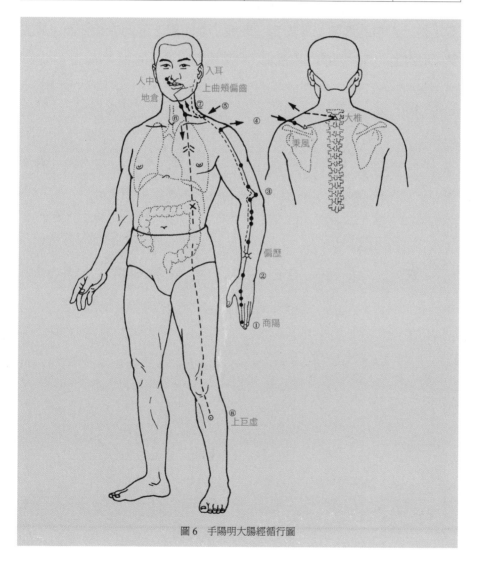

圖 6　手陽明大腸經循行圖

（3）足陽明胃經（圖7）："胃足陽明之脈，起於鼻之交頞中，旁納太陽之脈，下循鼻外，入上齒中，還出挾口，環唇，下交承漿，卻循頤後下廉，出大迎，循頰車，上耳前，過客主人，循髮際，至額顱；其支者，從大迎前下人迎，循喉嚨，入缺盆，下膈，屬胃絡脾；其直者，從缺盆下乳內廉，下挾臍，入氣街中；其支者，起於胃口，下循腹裏，下至氣街中而合，以下髀關，抵伏兔，下膝臏中，下循脛外廉，下足跗，入中趾內間；其支者，下廉三寸而別，下入中指外間；其支者，別跗上，入大指間，出其端。"常用穴位見表4。

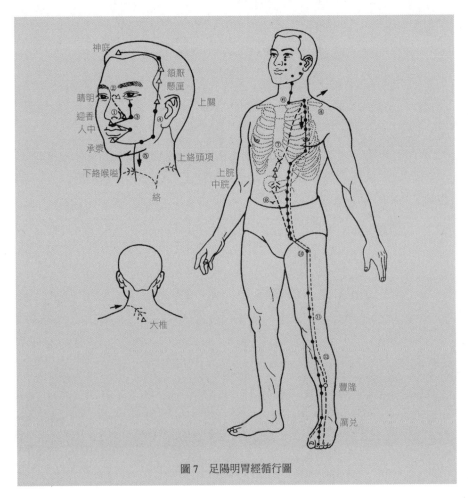

圖7 足陽明胃經循行圖

表 4　足陽明胃經常用穴位表

穴名	位置	主治	常用手法
四白	目平視、瞳孔直下、眶下孔凹陷中	面神經麻痺、目赤痛癢	推、揉
地倉	口角外側旁開 4 分	流涎、口眼歪斜	推、揉
頰車	下頜角前上方一橫指凹陷中，咀嚼時咬肌隆起處	口眼歪斜、牙痛頰腫	推、揉
下關	顴弓與下頜切跡之間的凹陷中。合口有孔，張口即閉	面癱、牙痛	推、揉、按
頭維	額角髮際直上 0.5 寸	頭痛	推、揉、抹
人迎	喉節旁開 1.5 寸	咽喉腫痛、喘息、瘰癧項腫	揉、拿
缺盆	鎖骨上窩中央，前正中線旁開 4 寸	胸滿咳喘、項強	按、彈撥
天樞	臍旁 2 寸	腹瀉、便秘、腹痛、月經不調	推、揉、摩
髀關	髂前上棘與髕骨外緣連線上，平腹股溝處	下肢痹痛或痿證、筋脈攣急、屈伸不利	搓、按、彈撥
伏兔	髕骨外上緣上 6 寸	下肢癱瘓、膝痛冷麻	搓、按、彈撥
梁丘	髕骨外上緣上 2 寸	膝痛冷麻	搓、按、拿
犢鼻	髕骨下緣，髕韌帶外側凹陷中	膝痛、活動不便	按、揉、點
足三里	犢鼻穴下 3 寸，脛骨前嵴外一橫指處	腹痛、腹瀉、便秘、下肢痹痛、高血壓	按、點、推
上巨虛	足三里穴下 3 寸	腹痛、腹瀉、腹脹	按、點

穴名	位置	主治	常用手法
下巨虛	上巨虛穴下 3 寸	肋間神經痛、腸炎	按、點
豐隆	外膝眼與外踝尖連線之中點	頭痛、痰涎、便秘、下肢痿痹麻痛	按、拿、點
解溪	足背踝關節橫紋中央，踇長伸肌腱與趾長伸肌腱之間	踝關節損傷、足趾麻木	揉、按、點
沖陽	解溪穴下 1.5 寸，足背最高處，有動脈應手	胃痛、上齒痛、足緩不收	按、點、揉

【每日練習】

請儘可能地掌握手太陰肺經、手陽明大腸經、足陽明胃經的循行部位及常用經穴。

週 5

十四經脈循行部位及常用穴位（二）

（4）足太陰脾經（圖8）：“脾足太陰之脈，起於大趾之端，循趾內側白肉際，過核骨後，上內踝前廉，上腨內，循脛骨後，交出厥陰之前，上膝股內前廉，入腹，屬脾絡胃，上膈，挾咽，連舌本，散舌下；其支者，復從胃別上膈，注心中。”常用穴位見表5。

表5　足太陰脾經常用穴位表

穴名	位置	主治	常用手法
太白	第一蹠骨小頭後緣，赤白肉際處	胃痛、腹脹、泄瀉、便秘、痔疾	掐、揉
公孫	第一蹠骨底前緣，赤白肉際	胃痛、消化不良、腹痛、腹瀉	掐、揉
三陰交	內踝上3寸，脛骨內側面的後緣	失眠、小腹脹痛、遺尿小便不利、婦科病	揉、點、拿
陰陵泉	脛骨內側髁下緣凹陷中	膝關節酸痛、小便不利	按、點、拿
血海	髕骨內上方2寸	膝痛、月經不調	按、點、拿
大橫	臍旁4寸	大便秘結、虛寒腹瀉、小腹痛	推、摩、揉

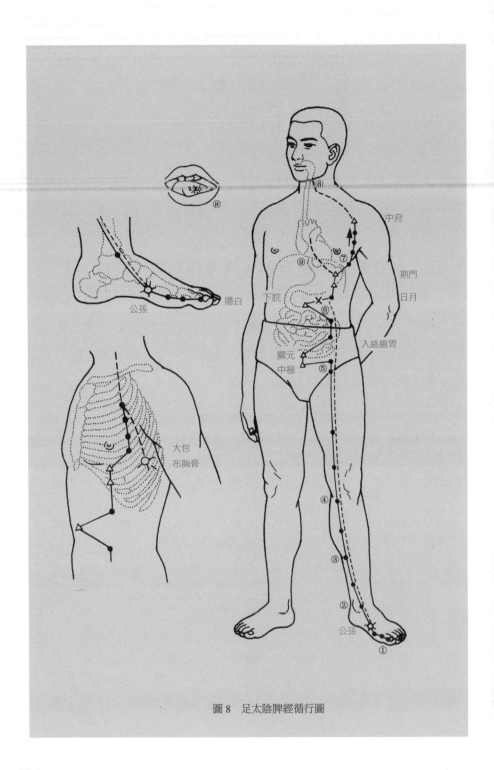

圖 8　足太陰脾經循行圖

（5）手少陰心經（圖9）："心手少陰之脈，起於心中，出屬心系，下膈絡小腸；其支者，從心系上挾咽，繫目系；其直者，復從心系卻上肺，下出腋下，下循臑內後廉，行手太陰心主之後，下肘內，循臂內後廉，抵掌後銳骨之端，入掌內後廉，循小指之內，出其端。"常用穴位見表6。

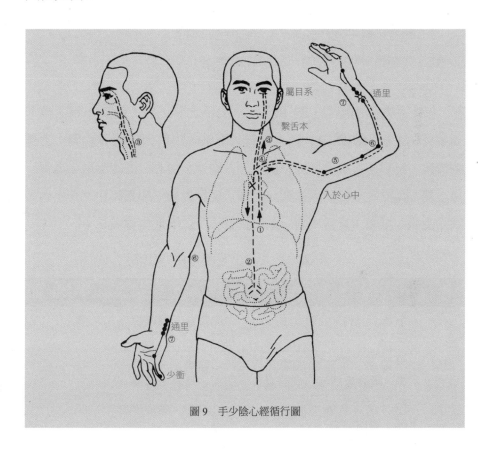

屬目系　　　通里

繫舌本

入於心中

通里
⑦

少衝

圖9　手少陰心經循行圖

表 6　手少陰心經常用穴位表

穴名	位置	主治	常用手法
極泉	腋窩中正、腋動脈內側	臂肘痹痛、脅肋痛	彈撥
少海	屈肘、肘橫紋尺側端凹陷中	肘關節疼痛、手顫肘攣	彈撥、揉
神門	腕橫紋尺側端，尺側腕屈肌腱的橈側凹陷中	心悸，怔忡，失眠健忘	揉，按
少衝	小指橈側指甲角旁約 0.1 寸	心悸、心痛、胸脅痛、癲狂	掐

（6）手太陽小腸經（圖 10）："小腸手太陽之脈，起於小指之端。循手外側上腕，出踝中。直上循臂骨下廉，出肘內側兩骨之間，上臂臑後廉，出肩解，繞肩胛，交肩上，入缺盆，絡心，循咽下膈，抵胃，屬小腸；其支者，從缺盆循頸，上頰，至目銳眥，卻入耳中；其支者，別頰上䪼，抵鼻，至目內眥，斜絡於顴。"常用穴位見表 7。

表 7　手太陽小腸經常用穴位表

穴名	位置	主治	常用手法
少澤	小指尺側指甲角旁約 0.1 寸	中風昏迷、咽喉腫痛、發熱	掐
後溪	半握拳，第五掌指關節尺側，橫紋盡端赤白肉際處	頭項強痛、肩臂疼痛、腰痛、耳鳴、耳聾	掐
小海	屈肘尺骨鷹嘴與肱骨內上髁之間凹陷中	上肢痹痛、頸項疼痛、牙痛	拿
肩貞	腋後皺襞上 1 寸	肩關節周圍炎、上肢麻木酸痛	按、點、搓
天宗	肩胛骨岡下窩的中央	肩關節酸痛、背痛重著、項強	按、點、揉
肩外俞	第一胸椎棘突下旁開 3 寸	肩背酸痛、頸項強直、上肢冷痛	點、按、搓

穴名	位置	主治	常用手法
肩 中 俞	大椎穴旁開 2 寸	肩背疼痛、咳喘	點、按、搓
顴髎	目外眥直下，顴骨下緣凹陷中	口眼歪斜	推、按、揉

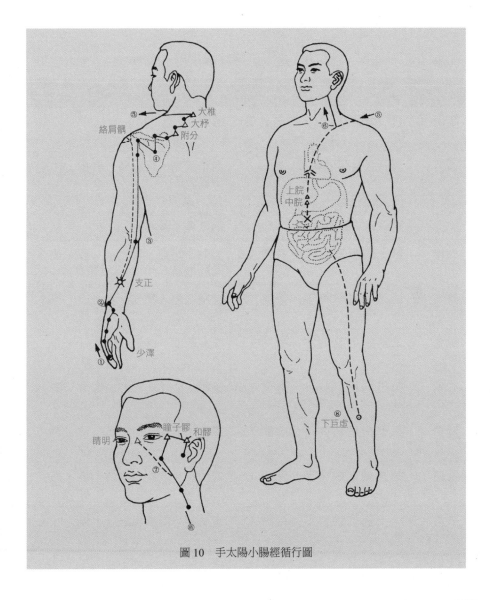

圖 10　手太陽小腸經循行圖

027

（7）足太陽膀胱經（圖 11）："膀胱足太陽之脈，起於目內眥，上額，交巔；其支者，從巔至耳上角；其直者，從巔入絡腦，還出別下項，循肩膊內，挾脊抵腰中，入循脊，絡腎屬膀胱；其支者，從腰中下挾脊、貫臀入膕中；其支者，從膊內左右別下貫胛，挾脊內，過髀樞，循髀外，從後廉下合膕中，以下貫腨內，出外踝之後，循京骨，至小趾外側。" 常用穴位見表 8。

表 8　足太陽膀胱經常用穴位表

穴名	位置	主治	常用手法
睛明	目內眥旁 0.1 寸，再向上 0.1 寸	眼疾	按
攢竹	眉頭內側凹陷處	眉棱骨痛、目赤痛、頭痛失眠	按、揉
天柱	啞門穴旁開 1.3 寸，入後髮際 0.5 寸凹陷處	後腦痛、頸項強痛、咽喉痛、鼻塞	拿、按
大杼	第一胸椎棘突下，旁開 1.5 寸	發熱、咳嗽、項強、肩胛酸痛	按、點、揉
風門	第二胸椎棘突下，旁開 1.5 寸	傷風咳嗽、項強、胸背痛	按、點、揉
肺俞	第三胸椎棘突下，旁開 1.5 寸	咳喘胸悶、背肌勞損	推、按、揉
心俞	第五胸椎棘突下，旁開 1.5 寸	失眠、心悸	推、揉
膈俞	第七胸椎棘突下，旁開 1.5 寸	嘔吐、呃逆	按、點、揉
肝俞	第九胸椎棘突下，旁開 1.5 寸	脅肋痛、肝疾、目糊	推、按、揉
膽俞	第十胸椎棘突下，旁開 1.5 寸	脅肋痛、膽囊疾病	推、按、點

穴名	位置	主治	常用手法
脾俞	第十一胸椎棘突下，旁開 1.5 寸	脘腹脹痛、消化不良、疲困乏力	推、按、揉
胃俞	第十二胸椎棘突下，旁開 1.5 寸	胃痛、納呆、消化不良	推、按、揉、點
三焦俞	第一腰椎棘突下，旁開 1.5 寸	腰脊強痛、嘔吐、腹脹	推、按、揉
腎俞	第二腰椎棘突下，旁開 1.5 寸	腰痛乏力、遺精遺尿、月經不調	推、揉
大腸俞	第四腰椎棘突下，旁開 1.5 寸	泄瀉、腰腿痛	推、按、揉
膀胱俞	第二骶椎棘突下，旁開 1.5 寸	小便不利、遺尿、腰脊強痛	推、按、揉
八髎	第一、二、三、四骶後孔中分別為上髎、次髎、中髎、下髎（左右各四穴）	下腰痛、泌尿生殖系統疾病	按、揉、點
秩邊	第四骶椎下，旁開 3 寸	腰臀痛、下肢痿痹、小便不利	按、點、壓
殷門	股後、臀溝中央直下 6 寸	坐骨神經痛、下肢癱瘓	點、壓
委中	膕窩橫紋中央	腰背痛、膝關節屈伸不利、半身不遂	拿、揉、彈撥
承山	伸足，小腿後面正中出現"人"字形的凹陷處	腰背痛、腓腸肌痙攣、痔疾	拿、按
崑崙	外踝尖與跟腱連線中點	踝關節扭傷，坐骨神經痛、項強痛	拿、按
申脈	外踝下緣凹陷中	腰腿酸痛	點、按

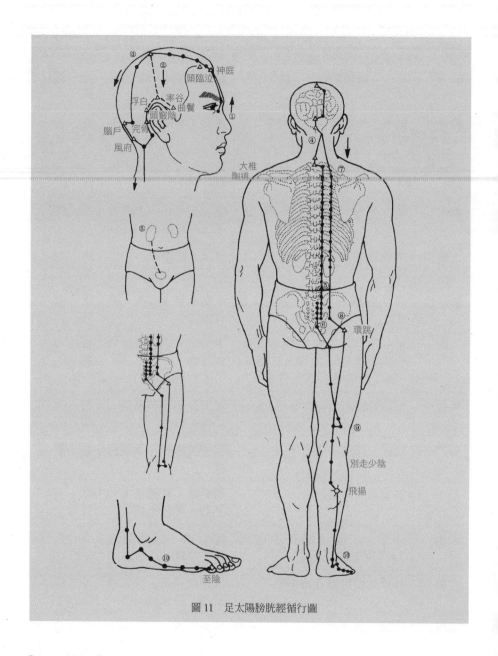

圖 11　足太陽膀胱經循行圖

【每日練習】

請盡可能地掌握足太陰脾經、手少陰心經、手太陽小腸經、足太陽膀胱經循行部位及常用穴位。

第二週

十四經脈循行部位及常用穴位（三）

（8）足少陰腎經（圖 12）："腎足少陰之脈，起於小趾之下，邪（斜）走足心，出於然谷之下。循內踝之後，別入跟中，以上腨內，出膕內廉，上股內後廉。貫脊，屬腎絡膀胱；其直者，從腎上貫肝膈，入肺中，循喉嚨，挾舌本；其支者，從肺出絡心，注胸中。"常用穴位見表 9。

表 9　足少陰腎經常用穴位表

穴名	位置	主治	常用手法
湧泉	足底前，中 1/3 交界部，當足趾蹠屈時呈凹陷處	高血壓，頭痛	按、揉
太溪	內踝尖與跟腱連線中點	膀胱炎、遺精、遺尿、月經不調	推、按、揉
照海	內踝尖直下 1 寸	月經不調	按、揉
築賓	太溪穴直上 5 寸，脛骨內側緣後約 2 寸	小腿抽筋、癲癇、疝痛	按、揉、拿

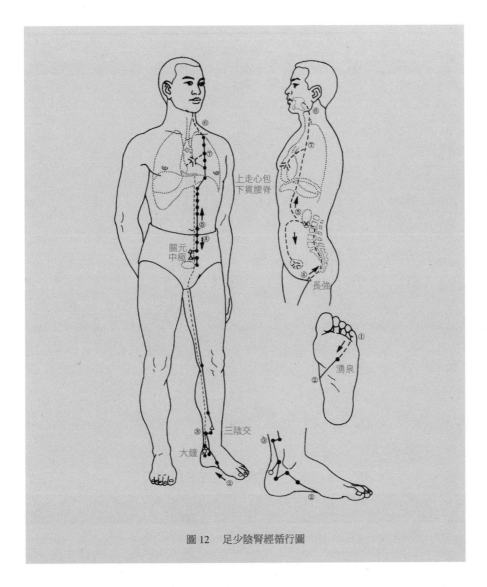

圖 12　足少陰腎經循行圖

（9）手厥陰心包經（圖13）："心主手厥陰心包之脈，起於胸中，出屬心包絡，下膈，歷絡三焦；其支者，循胸從脅，下腋三寸，上抵腋，下循臑內，行太陰少陰之間，入肘中，下臂行兩筋之間，入掌中，循中指，出其端；其支者，別掌中，循小指次指出其端。"常用穴位見表10。

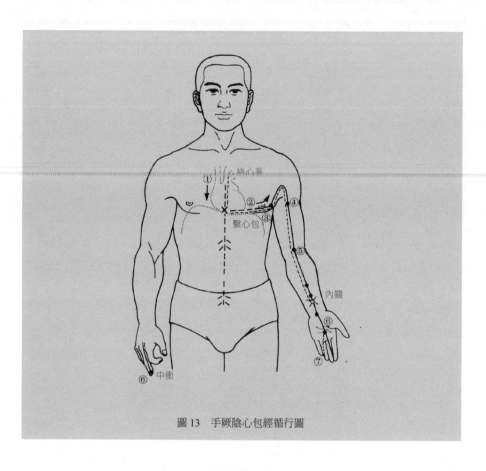

圖 13　手厥陰心包經循行圖

表 10　手厥陰心包經常用穴位表

穴名	位置	主治	常用手法
曲澤	肘橫紋中，肱二頭肌腱尺側緣	心悸、肘痛、手顫	拿、按、揉
間使	腕橫紋上 3 寸，掌長肌腱與橈側腕屈肌腱之間	心痛、心悸、嘔吐	拿、按、揉
內關	腕橫紋上 2 寸，掌長肌腱與橈側腕屈肌腱之間	心悸、胃痛、嘔吐	拿、按、揉
勞宮	握拳、中指尖之間所對的掌心處	心悸、中風昏迷	掐

（10）手少陽三焦經（圖 14）："三焦手少陽之脈，起於小指次指之

端，上出兩指之間，循手表腕，出臂外兩骨之間，上貫肘，循臑外上肩，而交出足少陽之後。入缺盆，布膻中，散絡心包，下膈循屬三焦；其支者，從膻中上出缺盆，上項，繫耳後直上，出耳上角，以屈下頰至頤；其支者，從耳後至耳中，出走耳前，過客主人前，交頰，至目銳眥。"常用穴位見表11。

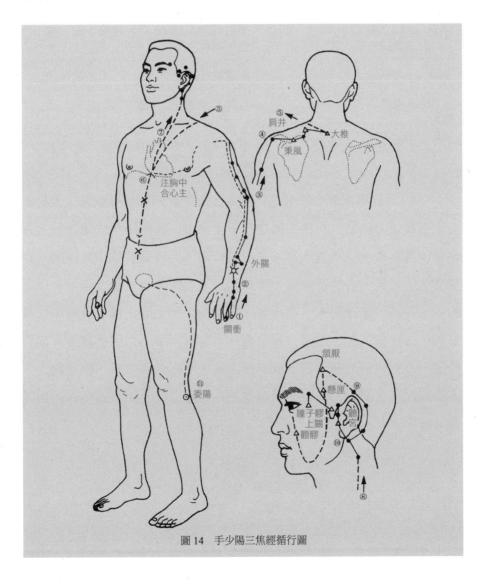

圖14　手少陽三焦經循行圖

表 11　手少陽三焦經常用穴位表

穴名	位置	主治	常用手法
中渚	握拳，手背第四、五掌骨頭之間	偏頭痛、耳鳴、耳聾、掌指痛	按、揉
陽池	腕背橫紋中央稍偏尺側凹陷中	手腕痛、肩臂痛	按、壓、揉
外關	腕背橫紋上 2 寸，兩骨之間	上肢諸關節疼痛、活動不便、落枕	按、揉
支溝	外關穴上 1 寸	肩臂酸痛、便秘	按、揉
三　陽絡	支溝穴上 1 寸	耳聾、齒痛、上肢痹痛	按、揉
絲　竹空	眉梢外側端凹陷處	眼疾、偏頭痛、面神經麻痹	推、按、揉

（11）足少陽膽經（圖 15）："膽足少陽之脈，起於目銳眥，上抵頭角，下耳後，循頸，行手少陽之前，至肩上，卻交出手少陽之後，入缺盆；其支者，從耳後入耳中，出走耳前，至目銳眥後；其支者，別銳眥，下大迎，合於手少陽，抵於頔，下加頰車，下頸合缺盆，以下胸中，貫膈，絡肝屬膽，循脅裏，出氣街，繞毛際，橫入髀厭中；其直者，從缺盆下腋，循胸，過季脅，下合髀厭中，以下循髀陽，出膝外廉，下外輔骨之前，直下抵絕骨之端，下出外踝之前，循足跗上，入小趾次趾之間；其支者，別跗上，入大趾之間，循大趾岐骨內出其端，還貫爪甲，出三毛。"常用穴位見表 12。

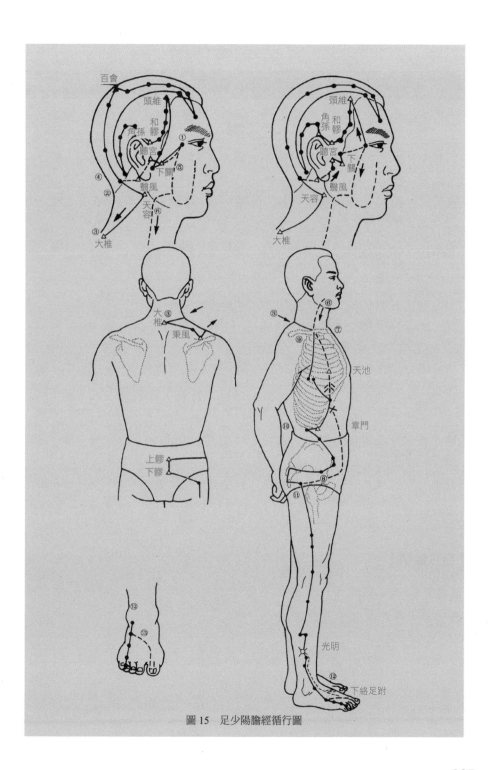

圖 15　足少陽膽經循行圖

表 12　足少陽膽經常用穴位表

穴名	位置	主治	常用手法
風池	頸後枕骨下，大筋外側凹陷處	外感、頭痛、頸強痛、偏癱	推、拿、按
肩井	大椎穴與肩峰連線的中點	肩背痛、項強	㨰、拿、按、揉
居髎	髂前上棘與股骨大轉子連線的中點	腰腿痛、髖關節酸痛	㨰、點、壓、按
環跳	股骨大轉子與骶裂孔連線的外 1/3 與內 2/3 交界處	腰腿痛、偏癱	㨰、點、壓、按
風市	大腿外側，直立兩手自然下垂，中指尖所到之處	下肢痹痛、癱瘓	㨰、按
陽陵泉	腓骨小頭前下方凹陷中	膝關節酸痛、胸脅痛	按、揉、拿
光明	外踝尖直上 5 寸，腓骨後緣	近視、夜盲、小腿外側痛	按、揉
懸鐘（絕骨）	外踝尖直上 3 寸，腓骨後緣	脅肋痛、項強、下肢酸痛	按、揉、拿
丘墟	外踝前下方，趾長伸肌腱外側凹陷中	踝關節痛、胸脅痛	推、按、揉

【每日練習】

請儘可能地掌握足少陰腎經、手厥陰心包經、手少陽三焦經、足少陽膽經循行部位及常用穴位。

週 2

十四經脈循行部位及常用穴位（四）

（12）足厥陰肝經（圖 16）：“肝足厥陰之脈，起於大趾叢毛之際，上循足跗上廉，去內踝一寸，上髁八寸，交出太陰之後，上膕內廉，循股陰入毛中，過陰器，抵小腹，挾胃，屬肝絡膽，上貫膈，布脅肋，循喉嚨之後，上入頏顙，連目系，上出額，與督脈會於巔；其支者，從目系下頰裏，環唇內；其支者，復從肝別貫膈，上注肺。”常用穴位見表 13。

表 13　足厥陰肝經常用穴位表

穴名	位置	主治	常用手法
太衝	足背、第一、二蹠骨之間凹陷中	頭痛、眩暈、高血壓	推、按、揉
蠡溝	內踝尖直上 5 寸，脛骨內側面的中央	足脛痹痛、小便不利、月經不調	按、揉、拿
章門	第十一肋端	胸悶，脅肋痛	推、摩、揉
期門	乳頭直下、第六肋間隙	胸脅痛	推、摩、揉

（13）督脈（圖 17）：起於小腹內，下出會陰部，向後行脊柱的內

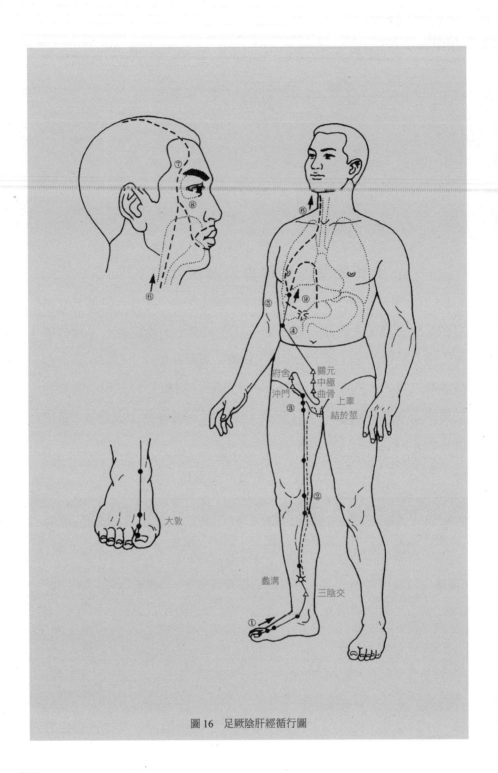

關元
中極
曲骨
上窰
結於莖

府舍
沖門

大敦

蠡溝
三陰交

圖 16　足厥陰肝經循行圖

部，上達項後風府，進入腦內，上行巔頂，沿前額下行鼻柱。常用穴位見表 14。

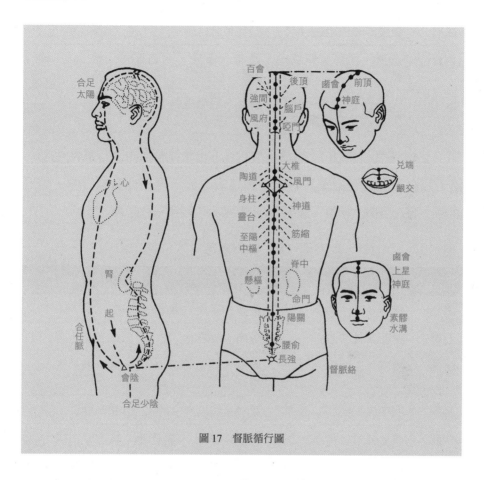

圖 17　督脈循行圖

表 14　督脈經常用穴位表

穴名	位置	主治	常用手法
長強	尾骨尖下 0.5 寸	腹瀉、便秘、脫肛	按、揉
腰陽關	第四腰椎棘突下	腰骶疼痛	按、揉、擦
命門	第二腰椎棘突下	虛損腰痛	按、揉、擦

身柱	第三胸椎棘突下	脊柱強痛	按、點、擦
大椎	第七頸椎棘突下	感冒、發熱、落枕	推、點、揉
風府	後髮際正中直上 1 寸	頭痛項強	按、拿
百會	頭頂、兩耳尖連線中點	頭痛、頭暈、高血壓、昏厥	推、按、揉
人中	人中溝正中線上 1/3 與下 2/3 交界處	昏厥、口眼歪斜	掐

（14）任脈（圖 18）：起於小腹內，下出會陰部，向上行於陰毛部，沿着腹內，向上經過關元等穴，到達咽喉部，再上行環繞口唇，經過面部，進入目眶（承泣，屬足陽明胃經）。常用穴位見表 15。

表 15　任脈經常用穴位表

穴名	位置	主治	常用手法
關元	臍下 3 寸	腹痛、痛經、遺尿	推、摩、揉
石門	臍下 2 寸	腹痛、泄瀉	推、摩、揉
氣海	臍下 1.5 寸	腹痛、月經不調、遺精	推、摩、揉
神闕	臍中央	腹痛、腹瀉	揉、摩
中脘	臍上 4 寸	胃痛、嘔吐、消化不良	推、摩、揉
膻中	前正中線，平第四肋間隙	咳喘、胸悶、胸痛	推、摩、揉
天突	胸骨上窩正中	咳喘、咯痰不暢	按、揉
承漿	頦唇溝的中點	口眼歪斜、牙痛	掐、按、揉

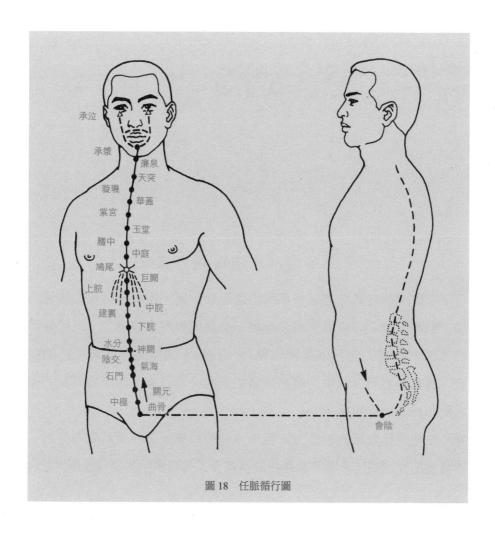

圖 18 任脈循行圖

【每日練習】

1. 請儘可能地掌握足厥陰肝經、督脈、任脈循行部位及常用穴位。

2. 了解熟悉經外奇穴的位置、主治及常用方法。

三、推拿常用診斷方法

推拿治療在臨床上最多應用的還是頸、肩、腰腿疼痛和四肢骨關節、肌肉、神經等病變，為了杜絕不必要的醫療事故發生，現代醫學的診斷方法是完全可以借鑒並融為一體的。通過此方法可以排除炎症、腫瘤等各種非推拿治療適應證的疾病，而且還能使疾病得到明確診斷和提高治療效果。

由於現代醫學的診斷方法甚多，醫學科學又是日新月異地發展，本書重點介紹四肢骨關節和脊柱最基本而又是最實用的物理診斷方法。

上肢部的物理診斷法

【肩關節】

（1）望診：由於肩關節周圍肌肉豐富，所以望診時必須兩側對比檢查。檢查時兩肩一定要裸出，對比兩肩外形是否對稱，高低是否一致，有無畸形、腫脹、竇道、腫塊及靜脈怒張、肌肉萎縮等情況。正常肩關節外形為渾圓形，若三角肌膨隆消失，呈“方肩”狀，多提示有肩關節脫位或三角肌萎縮。若肩胛高聳，多為先天性肩胛骨高聳症。

除靜觀外，還要視其動態情況，囑患者做肩關節各方向的活動，觀察有無活動障礙及其異常活動，如前鋸肌癱瘓向前平舉上肢，可出現"翼狀肩胛"。

（2）觸診：首先要知道在肩部有幾個骨性標誌。在肩外側最高點骨性突出是肩峰；其下方的骨性高突處是肱骨大結節；肩峰前方為鎖骨外側端；鎖骨中、外 1/3 交界處的下方一橫指為喙突。

還要檢查局部皮膚溫度，有無腫脹，如係腫物，要檢查其硬度，與周圍組織的關係如何。要仔細地尋找壓痛點，肩關節周圍常見的壓痛點為：肱二頭肌長頭腱鞘炎，壓痛點在結節間溝；岡上肌腱損傷，壓痛點局限於大結節的尖頂部；肩峰下滑囊炎，壓痛點局限在肩峰部。除壓痛外應檢查肩關節有無異常活動，如肩鎖關節脫位時，當按壓鎖骨外端，可有彈性活動。肱二頭肌長頭腱滑脫，可在結節間溝觸及肌腱的彈跳。

（3）肩關節活動度檢查（表 16）：要注意其運動方式、幅度，有無疼痛、受限，尤其注意其肩胛骨的動態；避免肩胛骨一起參與活動而造成的假象活動度。肩關節的中立位為上臂下垂，屈肘 90°，前臂指向前方。

表 16　肩關節活動度

前屈	70°~90°	內旋	70°~90°
後伸	40°	外旋	40°~50°
外展	80°~90°	上舉	160°~180°（是前屈、外展和肩胛骨旋轉的複合動作）
內收	20°~40°		

（4）特殊檢查如下：

1）搭肩試驗：患肢肘關節屈曲，手放在對側肩關節時，如肘關節不能與胸壁貼緊，則為陽性，表示肩關節脫位、粘連。

2）肱二頭肌長頭緊張試驗：囑患者屈肘並做前臂旋後動作，檢查者給以阻力，如肱骨結節間溝部位疼痛，則為陽性，表示肱二頭肌長頭腱鞘炎。

3）直尺試驗：正常人肩峰位於肱骨外上髁與肱骨大結節連線之內側。用直尺的邊緣貼在上臂外側，一端靠近肱骨外上髁，另一端如能與肩峰接觸，則為陽性，表示肩關節脫位。

【肘關節】

（1）望診：首先觀察有無畸形。正常肘關節伸直時，有 5°~15° 的攜帶角。一般女性比男性要稍大。若大於此角度稱之為肘外翻；若小於此角度稱之為肘內翻。肱骨髁間骨折、肘關節脫位、橈骨小頭脫位等未經整復時，均可見到肘部輪廓的改變。

其次要觀察肘部有無腫脹。當肘關節腫脹時，肘後肱三頭肌腱兩側飽滿。肱骨內或外上髁骨折時，腫脹區常較局限。橈骨小頭骨折，鷹嘴橈側正常皮膚凹陷消失。

（2）觸診：首先要注意肘部壓痛點位置。肱骨外上髁壓痛，多為肱骨外上髁炎；肱骨內上髁壓痛，多為肱骨內上髁炎；尺骨鷹嘴壓痛伴囊性腫物，多為鷹嘴滑囊炎。此外還應包括對肘關節周圍皮膚張力，肱動脈的搏動、尺神經硬度及粗細的改變，有無腫塊以及腫塊大小、硬度、部位、與活動的關係，以及滑車上淋巴結是否腫大等。

（3）肘關節活動度檢查（表 17）：肘關節中立位為前臂伸直。

表 17　肩關節活動度

屈曲	135°~150°	旋前	80°~90°
過度伸直	10°	旋後	80°~90°

（4）特殊檢查如下。

1）網球肘試驗：又稱腕伸肌緊張試驗。肘關節伸直，同時前臂旋前，腕關節被動屈曲，能引起肱骨外上髁處疼痛者，則為陽性，表示肱骨外上髁炎。

2）肘關節外翻擠壓試驗：肘關節伸直位，檢查者一手抵住肘關節外側，並使肘關節被動外翻，如有疼痛，則為陽性，表示橈骨小頭骨折。

3）肘三角：正常的肘關節於完全伸直時，肱骨外上髁、肱骨內上髁和尺骨鷹嘴三個骨性突起點，在一條直線上；當肘關節於完全屈曲時，這三個骨性突起點構成一等腰三角形。若肘三角關係改變，表示有骨折、脫位。

【腕關節與手】

（1）望診：對比檢查兩腕關節與兩手，觀察有無畸形、腫脹和異常動作等。

常見畸形有橈骨遠端骨折引起的銀叉樣畸形；正中神經損傷所致大魚際肌萎縮，呈猿手畸形；橈神經損傷所致腕下垂；尺神經損傷所致小魚際肌和骨間肌萎縮，呈爪形手；以及並指、多指、鈕扣畸形、鵝頸畸形等。

腕關節腫脹以背側指伸總肌腱兩側明顯。"鼻煙窩"消失常提示有腕舟狀骨骨折。兩側腕關節腫脹伴多發性、對稱性近節指間關節棱形腫脹多為類風濕關節炎。指骨棱形腫脹常見於指骨結核或內生軟骨瘤。手指末節呈鼓槌樣腫脹，則提示為肺性骨關節病變，也稱槌狀指。腕背或掌指關節的掌側面有局限性腫塊，與皮膚無粘連，但附着於深部組織，有囊性感，多為腱鞘囊腫。

手指震顫，多見於甲狀腺功能亢進、震顫性麻痹、慢性酒精中毒等。雙手呈搓泥丸狀顫動，在運動時減輕，靜止時加重，多為帕金森病（震顫麻痹）。

（2）觸診：自尺橈骨遠端向指骨方向依次檢查腕及手部壓痛的部位和程度，是否伴有腫脹、放射痛、異常感覺等。手掌部位應包括大小魚際肌及屈肌肌腱部位有無壓痛。局部腫塊的性質，是否隨肌腱活動等。在屈伸手指過程中，如有彈響，多為彈響指或稱為指屈肌腱狹窄性腱鞘炎。當前臂旋轉時，下橈尺關節發生彈響，多為三角纖維軟骨盤損傷。

（3）腕關節及手部各關節活動度檢查見表 18。

表 18　腕關節及手部各關節活動度檢查

腕關節中立位為手與前臂成直線，手掌向下	手指關節中立位為手指伸直	拇指中立位為拇指沿食指方向伸直
背屈（伸）：30°~60° 掌屈：50°~60° 橈側傾斜：25°~30° 尺側傾斜：30°~40°	掌指關節：伸為 0°，屈可達 60°~90° 近節指間關節：伸為 0°，屈可達 90° 遠節指間關節：伸為 0°，屈可達 60°~90°	外展：可達 40° 屈曲：掌拇關節可達 20°~50°，指間關節可達 90° 對掌：不易量出度數，注意拇指橫越手掌之程度 內收：伸直位可與食指橈側並貼

（4）特殊檢查如下。

1）握拳尺偏試驗：患者握拳，拇指在其餘四指之下，使腕關節做被動尺偏運動，引起橈骨莖突部疼痛為陽性。見於橈骨莖突部狹窄性腱鞘炎。

2）橈側伸腕肌腱摩擦試驗：醫者握住患肢前臂遠端，手掌放在前臂橈側背部，囑患者主動做腕屈曲活動或握拳及放鬆的連續運動。如醫者掌下有明顯摩擦聲則為陽性。見於橈側伸腕肌腱周圍炎。

3）腕關節尺側擠壓試驗：腕關節於中立位，並被動使之向尺側偏斜並擠壓，若下橈尺關節疼痛為陽性，見於三角纖維軟骨盤損傷或尺骨莖突骨折。

【每日練習】

請儘量記憶肩、肘、腕上肢諸部位的物理診斷法。

週 4

下 肢 部 的 物 理 診 斷 法

【髖關節】

（1）望診：站立位有無髖關節畸形、臀部肌肉萎縮、腰前凸代償性增加、大腿皮膚皺褶加深，下肢有無內收、外展或內外旋轉畸形和下肢短縮或增長的改變；同時還要觀察兩側髂嵴和兩側臀皺襞是否在同一水平線上。行走時患肢能否持重，步態是否均勻、穩定，並描述步態的特點。

（2）觸診：髖關節腫脹，可觸及其周圍皮膚張力增高。髖關節脫位，可在異常部位觸到股骨頭或捫及股動脈搏動減弱。臀肌攣縮可在臀部觸及緊張的束帶。彈響髖可在粗隆處觸及肌腱的彈跳，並出現彈響聲。大粗隆處淺壓痛伴有囊性腫塊，多為大粗隆滑囊炎。

（3）髖關節活動度檢查（表 19）：中立位為髖關節伸直，髕骨向上。

表 19　髖關節活動度檢查

屈曲	130°~140°	外展	30°~45°	內旋	40°~50°
後伸	10°~15°	內收	20°~30°	外旋	30°~40°

（4）特殊檢查如下：

1）單腿獨立試驗：患者直立，背向醫者，患肢屈髖屈膝上提，用健肢單獨站立。正常時，骨盆向健側傾斜，患側臀皺襞向上提起，稱為陰性。同法使患肢單獨站立，如發現健側骨盆及臀皺襞下降，即為陽性，見於髖關節病變或臀中、臀小肌麻痺。

2）望遠鏡試驗：患者仰臥位，下肢伸直，醫者一手握住小腿，沿身體縱軸向上推；另一手摸著同側大粗隆，此觸及有活塞樣活動感，為陽性。見於先天性髖關節脫位，尤以幼兒體徵更為明顯。

3）"4"字試驗：患者仰臥，囑患肢屈髖屈膝並外旋髖關節，使其外踝置於健側下肢膝關節上部，形如"4"字。若無法完成"4"字動作而髖部疼痛者，為髖關節病變。若能完成"4"動作時，醫者一手壓對側的髂前上棘，另一手將患肢膝關節內側向下壓，如出現骶髂關節部疼痛，則為陽性。見於骶髂關節炎等骶髂部病變。

4）屈膝屈髖分腿試驗：患者仰臥，雙下肢屈曲外旋，兩足底相對，醫者兩手分別置於膝做雙膝分腿動作，出現股內側疼痛，為陽性，提示內收肌痙攣。

5）足跟叩擊試驗：患者仰臥，兩下肢伸直，醫者以一手將患肢略作抬高，另一手沿體縱軸叩擊其足跟，使髖部產生震痛，為陽性，見於髖部骨折、炎症或下肢骨折。

6）中立位試驗：患者仰臥，下肢伸直，醫者用手平托患肢足跟，足呈外旋位元為陽性，見於股骨頸骨折。

7）髂脛束攣縮試驗：患者側臥位，患側在上，將健側髖膝關節屈曲，儘可能靠於胸前；醫者站在患者背後，一手固定骨盆，另一手握住患肢踝關節上方，使膝關節屈曲90°，患髖先屈曲後外展再伸直，此時醫者除去外力使其自由墜落，如有髂脛束攣縮，則患肢可被動地維持在外展位，則為陽性，並可髂嵴與大粗隆之間摸到攣縮的髂脛束。

8）托馬徵：患者平臥，健側髖膝關節儘量屈曲，使大腿貼緊軀幹，雙手抱住膝關節，並使腰部貼於床面，如患髖不能完全伸直，或雖伸直但腰部出現前突，則托馬徵陽性，並應記錄患髖關節屈曲角度。見於髖關節僵硬，腰椎結核或髂腰肌痙攣。

【膝關節】

（1）望診：比較兩側股四頭肌，特別是觀察股四頭肌內側頭有無明顯萎縮。當膝關節屈曲位，髕韌帶兩側"膝眼"消失，表明關節有腫脹。站立時雙腿併攏，兩腿股骨內髁及雙足內踝可以接觸。若兩內踝分離，即為膝內翻，又稱 X 型腿；若兩內髁分離，即為膝外翻，又稱 O 型腿。膝內、外翻畸形，常見於佝僂病、股骨下端或脛骨上端骨折、骨髓炎或軟骨發育不良等引起，因骺板生長不對稱所致。在站立時，膝關節呈明顯的過伸狀態，稱為"膝反屈"或"軍刀腿"，常見於小兒麻痺後遺症。股骨內、外髁任何一側見有局限腫大，伴淺靜脈怒張，提示有腫瘤的可能性。

（2）觸診：確定壓痛的部位，對診斷膝關節疾患十分重要，膝部常見壓痛點如圖 19 示。若發現腫塊（包括膕窩部），應檢查其大小、硬度、深度、有無壓痛、與周圍組織及膝關節活動的關係。膝關節周圍觸及滑膜增厚、變韌，提示慢性滑膜炎。在伸直膝關節時，將髕骨作上下或左右推移時，出現沙沙的摩擦音及痙痛，提示髕骨軟化症。膝關節在運動時出現音調清脆的彈響同時伴有疼痛者，提示半月板損傷。

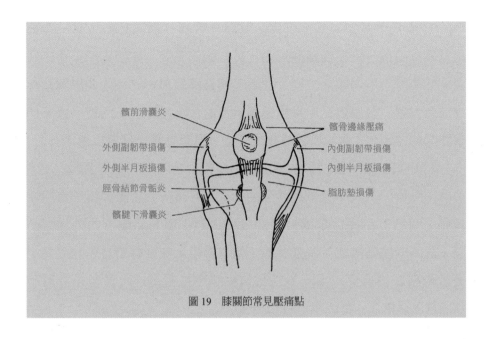

圖 19　膝關節常見壓痛點

（3）膝關節活動度檢查（表20）：膝關節中立位為膝關節伸直。

表20　膝關節活動度檢查

屈曲	120°~150°	內旋	約10°
過伸	5°~10°	外旋	約20°

（4）特殊檢查如下：

1）浮髕試驗：患者仰臥位，患肢伸直放鬆，醫者一手虎口對著髕骨上緣，手掌壓在髕上囊上，使關節積液集中在髕骨之下，另一手食指以垂直方向擠壓髕骨，並迅速放開。如感覺髕骨浮動或有撞擊股骨髁的感覺，即為陽性，提示膝關節內有積液。

2）髕骨摩擦試驗：患者仰臥，患肢伸直放鬆，醫者用一手按壓住髕骨，並使其在股骨髁關節面上作上下、左右的移動，如有摩擦音或患者感覺疼痛，則為陽性。提示髕骨軟化症。

3）麥氏徵試驗：患者仰臥，醫者一手握住患肢足部，另一手拇指及其餘四指分別摸住膝關節內、外側關節間隙，先使膝關節極度屈曲，然後將小腿內收，外旋，並逐漸伸直膝關節，此時內側膝關節疼痛或有彈響，説明內側半月板損傷。反之使小腿外展、內旋，逐漸伸直膝關節，如有外側膝關節疼痛或彈響，説明外側半月板損傷。

4）研磨試驗．此試驗為鑒別側副韌帶損傷與半月板損傷的方法。患者俯臥位，下肢伸直，患膝屈曲 90°，可請一助手將大腿固定不使轉動，醫者雙手握住足踝沿小腿縱軸提起小腿，然後再內外旋轉小腿，此時側副韌帶處於緊張狀態，如有損傷，在旋轉時會引起疼痛，提示側副韌帶損傷。另一方法是醫生雙手按壓足部，並內外旋轉小腿，若出現疼痛，提示半月板損傷。

5）側向擠壓試驗：患者仰臥，伸直下肢，醫者一手握住踝關節向外側施加壓力，另一手在膝關節作向內側加壓，使膝關節內側副韌帶承受外翻張力，如有疼痛或有側方活動，則為陽性，提示內側副韌帶損傷。如作相反方向施加壓力，使膝關節外側副韌帶承受內翻張力，此時有疼痛或側方活動，提示外側副韌帶損傷。

6）過伸試驗：患者仰臥，膝關節伸直，醫者一手抬起小腿，另一手按壓住膝部，使膝關節出現被動過伸運動，如有疼痛則為陽性。可見於半月板前角損傷，股骨髁軟骨損傷或脂肪墊肥厚、損傷等。

7）抽屜試驗：患者仰臥，屈膝 90°，足平放於床上，醫者可坐在患者的足部，以穩定其足，雙手握住小腿上端作前拉後推的動作，如小腿上端能向前拉動，説明前交叉韌帶損傷；如小腿上端能向後推動，則説明後交叉韌帶損傷。

【踝關節與足】

（1）望診：正常踝關節兩側可見內、外踝的輪廓；在跟腱的兩側亦各有一凹陷區（肥胖的婦女不甚明顯），當踝關節背伸時可見伸肌腱在皮下的走行。踝關節腫脹時，上述的輪廓全部消失。此外在足部常見如下畸形——

扁平足（平足）：縱弓塌陷，足跟外翻，前半足外展。

馬蹄足：踝關節蹠屈，前半足着地。

內翻足：足內翻常伴足弓高度增加。

外翻足：足外翻伴足弓變平。

跟足：與馬蹄足相反，站立時足跟着地。

弓形足：與扁平足相反，縱弓過高。

姆外翻：姆趾長軸向外側偏斜，常伴有前半足增寬，嚴重的外翻，可使第二趾疊架在姆趾之上，第一蹠骨頭內側伴有"姆囊炎"。

錘狀趾：近節趾間關節攣縮，足趾形如錘狀。

（2）觸診：踝與足部軟組織較薄，當檢查時局限性壓痛點往往就是病灶的位置。在跟腱止點處壓痛，可能是跟腱滑囊炎；在跟骨蹠面正中偏後壓痛，可能是跟骨骨刺或脂肪墊病變。跟腱斷裂時，可在皮下觸及一橫溝。腓骨長短肌腱滑脫可在外踝後方觸及肌腱彈跳。足背及脛後動脈的搏動，應注意兩側對比。

（3）踝關節與足部活動度檢查（表21）：踝關節中立位為足與小腿間呈 90° 角，而無足內翻或外翻。足的中立位不易確定。踝與足部關節活動度如下：

表 21　踝關節與足部關節活動度檢查

踝關節	距下關節	蹠趾關節
背屈 20°~30° 蹠屈 40°~50°	內翻 30° 外翻 30°~35°	尤以趾為最重要， 正常背屈約 45°， 蹠屈 30°~40°

（4）特殊檢查如下：

1）捏小腿三頭肌試驗：患者俯臥，足垂床緣下，醫生用手捏患肢小腿三頭肌肌腹，正常時可產生足蹠屈，如無足蹠屈為陽性。提示跟腱斷裂。

2）足前橫向擠壓試驗：患者仰臥，醫者用雙手對患足前部兩側作橫向用力擠壓，如出現疼痛為陽性，提示蹠骨骨折、蹠間肌損傷。

【每日練習】

請儘量記住髖、膝、踝下肢諸部位的物理診斷方法。

週 5

軀幹檢查

【頸部】

（1）望診：儘可能採取坐位，解開衣領，在必要時可脫去上衣仔細觀察。頸部有無特殊部位的瘢痕、竇道。疑有頸椎結核，應檢查有無咽後壁膿腫，落枕因痛可出現保持性斜頸姿勢。頸椎骨折脫位，可出現頸部強迫體位。

（2）觸診如下。

1）壓痛點：若一側突發性斜方肌痙攣並有明顯壓痛者，多為落枕。在頸段棘上韌帶壓痛伴條束樣變或在頸 4~ 頸 7 棘旁有壓痛者，多為頸椎病。在頸後三角區有壓痛者，多為前斜角肌綜合征。頸背部軟組織勞損者，多有較廣泛的壓痛點。

2）腫塊：新生兒單側胸鎖乳突的梭形腫塊，多為先天性肌性斜肌。頸部側方如有腫塊，應注意與頸部淋巴結腫大、寒性膿腫、囊狀水瘤、腮裂囊腫等疾患的鑒別。

3）頸部活動度檢查（表 22）：頸中立位為面向前，眼平視，下頜內收。

表 22　頸部活動度檢查

前屈	35°~45°	左右側屈	各 45°
後伸	35°~45°	左右旋轉	各 60°~80°

（4）特殊檢查如下。

1）屈頸試驗：患者仰臥，醫者一手置於胸前，另一手托住患者後腦部並被動前屈頭頸，如下頦不能觸及胸骨柄且有阻力和疼痛，則提示陽性。在臨床上除頸椎病、腰椎間盤突出症外，特別多見於腦膜炎、腦膜刺激性病變，及其他神經系統疾患。

2）叩頂試驗：患者正坐位，頸、胸、腰挺直，下頦內收；醫者一手掌緊貼在患者頭頂，另一手握空拳輕緩叩擊一手手背，若引起患者頸部疼痛或伴有上肢放射痛，則為陽性，多提示為頸椎病。

3）頸椎間孔擠壓試驗：患者正坐位，頭向患側的側後方傾斜，醫者雙手抱住頭頂，沿頸部縱軸向下施加壓力，若引起患者頸部疼痛或伴有上肢放射痛，則為陽性，多提示為頸椎病。

4）臂叢神經牽拉試驗：患者端坐，醫者用一手將患者頭部推向健側，另一手握住患者腕部向外下方牽拉，若引起患肢麻木、疼痛即為陽性，多提示為頸椎病。

5）深呼吸試驗：患者端坐，頭稍向後仰，同時將下頜轉向患側，深吸氣後屏住呼吸，醫者一手抵住患側下頜，給以阻力，另一手觸摸患側橈動脈，如出現橈動脈搏動減弱或消失，即為陽性，多提示為前斜角肌綜合征。

6）挺胸試驗：患者正坐、挺胸兩肩外展，兩臂後伸，如橈動脈搏動減弱或消失，即為陽性，多提示為肋鎖綜合征。

7）超外展試驗：患者正坐，雙上肢自然下垂，醫者握住患肢腕部

（注意觸摸橈動脈的搏動），在上肢伸直的情況下逐漸從側方將患肢被動外展高舉過肩至頭，若出現橈動脈搏動減弱或消失，則為陽性，多提示為超外展綜合征（喙突胸小肌綜合征）。

8）間歇波動試驗：患者端坐或立位均可，雙臂平舉外展 90°，外旋位，令手指做快速屈伸動作。如患者於數秒鐘內出現前臂疼痛，上肢疲乏不適而逐漸下垂，為陽性，多提示為胸廓出口綜合征。若能持續 1 分鐘以上的手指屈伸運動，上肢位置無改變者，為陰性。

【腰背部】

（1）望診：最好是在直視的情況下才能觀察清楚腰背部脊柱有否異常的發現。從後背正面觀，脊柱自上而下應成一條直線，若發現脊柱側凸改變，可用有色筆依次在各棘突上繪一標誌，這樣脊柱側凸的程度與方向就可一目了然。側面觀，脊柱有否圓形駝背（強直性脊柱炎等），或成角駝背（脊椎結核等），腰椎生理前突是否正常，有否加大、平坦或後突等。在腰背部還可以結合坐、立、走、臥不同體位觀察其有無姿勢改變。腰部疼痛較甚時可看到局部肌肉高隆的外形（即肌肉痙攣現象）。腰骶部如有色素沉着或有叢毛生長多見於隱性脊柱裂。腰部若有皮膚損傷、膿腫、竇道等應加以描述。

（2）觸診：腰背部壓痛點的檢查對疾病的診斷及定位起有相當重要的作用，可以結合解剖位置去仔細、認真、反覆尋找。下面介紹臨床上常見壓痛點（圖 20）：

1）棘突上壓痛：見於棘上韌帶損傷、棘突滑囊炎、棘突骨折。

2）棘突間壓痛：見於棘間韌帶損傷。

3）脊肋角壓痛：在第十二肋骨與骶棘肌外側緣相交處，見於腎臟疾病、第一腰椎橫突骨折。

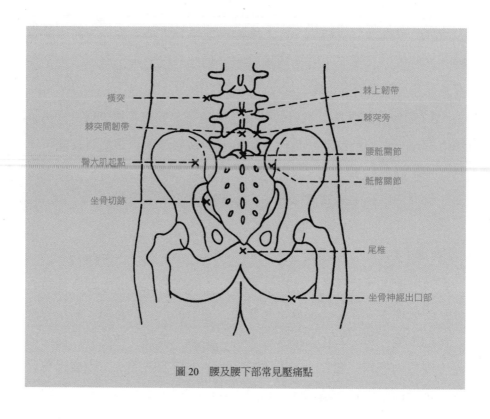

圖 20　腰及腰下部常見壓痛點

4）腰肌壓痛點：兩側骶棘有局限性壓痛，往往伴有肌張力增高。見於腰肌勞損。

5）第三腰椎橫突壓痛：在第三腰椎橫突的外端壓痛，伴條束感，見於第三腰椎橫突綜合征。

6）棘突旁壓痛：即棘突兩側旁開 1.0~1.5 厘米處壓痛，伴患肢放射痛。見於椎管內疾病，以及椎間盤突出症、腫瘤等病。

7）腰 5 骶 1 棘突間壓痛：見於腰骶關節勞損。

8）骶髂關節壓痛：見於骶髂關節炎。若女性產後多見於緻密性髂骨炎。

9）梨狀肌壓痛：相當於臀部環跳穴處，呈橫條狀的壓痛伴患肢放射痛。見於梨狀肌綜合征。

在腰背部除壓痛點外，常結合叩診（叩診錘或握拳叩擊）來判定較為深部組織的病變，如椎體結核、腫瘤等。

（3）腰部活動度檢查：腰部中立位不易確定，其活動度如下。

1）前屈：患者取直立位，囑其自然向前，彎腰，雙手自然下垂，指尖朝向足背方向。正常情況下，腰部呈弧形，弧度很自然，無僵硬感，一般為90°。

2）後伸：同樣直立，讓患者自然後仰，一般為30°。

3）側屈（彎）：左右各30°。

4）旋轉：固定骨盆後，患者分別向左、右旋轉，並測量雙肩連線與骨盆橫徑所成之角度，一般為30°。

（4）特殊檢查如下。

1）拾物試驗：對不配合檢查的患兒，為觀察其腰部是否有僵硬情況，可將玩物放在地上，引逗患兒拾起，脊柱無病變的兒童能迅速彎腰將玩物拾起；若脊柱僵硬的患兒拾物時，一手先壓在膝上，僅能靠屈膝屈髖去取，而腰部無法彎曲者為陽性，見於腰椎結核。

2）兒童腰部伸展試驗：患兒俯臥，醫者將患兒雙小腿提起，正常兒童腰部柔軟，後伸自如，無疼痛反應。若有脊柱結核的患兒，則腰部呈僵硬狀，並隨臀部抬高離開床面，且有疼痛。

3）直腿抬高試驗：患者仰臥，兩下肢伸直，醫者一手扶壓膝上，保持膝關節於伸直位，另一手握住踝部將患肢逐漸抬高，在未達到70°以前引起腰部及坐骨神經痛者為陽性，並記錄引起疼痛的角度。提示椎管內神經根及坐骨神經受刺激。

當直腿抬高出現腰腿痛角度時，可放低5°~10°，然後被動背屈踝關節，再引起腰部及坐骨神經痛者為直腿抬高加強試驗陽性，則進一步證明椎管內神經受壓。

4）健側直腿抬高試驗：當檢查直腿抬高試驗後，用同樣方法檢查健側，如引出患肢坐骨神經放射痛者為陽性。多見於腰椎間盤突出症。

5）頸靜脈壓迫試驗：患者取仰臥位，醫者用雙手壓於頸部雙側頸靜脈處，或用血壓計氣帶包繞頸部一圈，加壓至 40 毫米汞柱（3.5 千帕）維持 1 分鐘，如出現患肢坐骨神經放射痛，即為陽性。提示椎管內病變。

6）弓弦試驗：患者端坐於椅上，上身挺直，小腿自然下垂，醫者將其患側小腿逐漸抬高伸直，到患者感到下肢有放射痛時即停止，然後另一手用手指擠壓其膕窩正中（脛神經部位），如下肢放射痛加劇者，則為陽性。見於腰椎間盤突出症。

7）股神經牽拉試驗：患者俯臥位，膝屈曲 90°，醫者將小腿上提或被動使膝關節屈曲，出現有沿股神經（大腿前面）放射性疼痛者，為陽性。見於腰 3~4 椎間盤突出症。

8）雙髖雙膝屈曲旋轉試驗：患者仰臥，雙髖雙膝關節極度屈曲，醫者一手扶着雙膝，另一手推動雙足或從下面托起患者的臀部，使下腰部做被動屈曲及骨盆旋轉運動，若出現疼痛者，為陽性。見於腰骶病變或下腰部軟組織勞損。

9）骨盆分離及擠壓試驗：患者仰臥位，醫者用雙手分別按壓在雙側髂嵴上，並用力向外下方擠壓，稱為骨盆分離試驗。反之，用雙手將兩髂骨翼向中心相對擠壓，稱為骨盆擠壓試驗。若能誘發出疼痛者，為陽性。見於骨盆環骨折或骶髂關節病變。

10）床邊試驗：患者仰臥位，患側靠床邊並使臀部稍外移，下肢懸於床邊外為宜；健側下肢屈髖、屈膝，雙手抱於膝前。醫者一手扶住健側膝部，另一手將懸於床邊的大腿向地面方向加壓，並能引發出骶髂關節部痛者，則為陽性。見於骶髂關節疾患。

11）內旋髖試驗：患者仰臥位，囑其患肢伸直抬高，當出現有坐骨神經痛時，醫者可用力做被動內旋髖關節的運動，人為地使梨狀肌緊張（亦稱為梨狀肌緊張試驗），此時坐骨神經痛加劇，則為陽性，見於梨狀肌綜合征。

【每日練習】

請儘量記憶頸、腰部位的物理診斷方法。

第三週

週 1

成人推拿

一、推拿手法

推拿手法是中醫推拿學的組成部分之一，是推拿治療疾病的一種手段，是一種專門的基本技能。推拿手法決不是普通的、簡單的隨意動作，而是有一定規範和技術要求的技能動作。推拿治病主要是靠手法技能所產生的功力，而不是靠蠻力。清代《醫宗金鑒·正骨心法要旨》在談到手法時說："法之所施，使患者不知其苦，方稱為手法也。"要達到此目的並非容易，這就要求我們對手法技能，有一個嚴格的訓練過程，沒有捷徑可循。推拿手法(特別是主要手法)的訓練大體分為三個階段：第一階段是根據老師或書本的要求使手法達到相形，這是很重要的一環。若手法形態的基礎都沒有或很不好，日後是很難再提高手法技能的。第二階段是在手法相形的基礎上，在能夠確保手法形態的同時提高手法動作的頻率。第三階段是在手法形態、頻率技能訓練的基礎上，逐漸增加手法的力度。也就是使力的運動必須和手法技能融為一體。

推拿手法在臨床應用時一定要具備持久、有力、均勻、柔和、深透的基本要求。

持久：是指手法操作能按照要領和規範持續運用一定時間，保持動作和力量的連貫性，不能斷斷續續。

有力：是指在施行手法刺激必須具有一定的力度。這是一種特定的功力，而決不是蠻力。而且這種力要根據治療對象對手法的耐受度、疾病虛實、施治部位、手法性質而定。

均勻：是指手法動作始終要保持一定的節律性和平穩性，不能時快時慢，也不要時輕時重。

柔和：是指手法動作的穩柔靈活，用力緩和，使手法要達到輕而不浮、重而不板的要求。決不要把"柔和"誤解為柔軟無力。

深透：是指患者對手法刺激的感應（即得氣感）和手法對疾病的治療效應。深透的手法，看來是作用於體表，但其功力能深透至皮下深層組織，甚至於臟腑。

以上這五個方面是密切相關、相輔相成、互相交融的。在臨床應用時，手法技能是關鍵，而力量則是發揮手法技能的基礎，兩者缺一不可。體力充沛，能使手法技能得到充分的發揮，運用自如，得心應手。反之，如體力不足，即使手法技能掌握得很好，但運用起來總難免有力不從心之苦。冰凍三尺，非一日之寒。每一位推拿愛好者，除手法訓練外，還需要注重身體素質的鍛煉。只有經過一定時期持之以恆的磨練才能使手法由生而熟，熟而生巧，得心應手，運用自如。

按 法

是用手指或手掌面着力於體表一部位或穴位上，逐漸用力下壓，稱為"按法"。在臨床上有"指按法"和"掌按法"之分。按法亦可與其他手法結合，如果與壓法結合則為“按壓法”。若與揉法結合，則為“按揉法”。

（1）指按法（圖21）：用拇指指面或指端按壓體表的一種手法，稱為“指按法”。當單手指力不足時，可用另一手拇指重疊輔以按壓。在臨床上常與揉法結合使用。

1）手法要領：①按壓力的方向要垂直向下。②用力要由輕到重，穩而持續，使刺激感覺充分達到機體深部組織。切忌用迅猛的暴力。③按法結束時，不宜突然放鬆，應逐漸遞減按壓的力量。

2）適用部位：全身各部經穴。

3）功效：解痙止痛，溫經散寒。

4）主治：疼痛、癱閉等症。

5）舉例說明如下。

胃脘痛：按脾俞、胃俞或脊旁敏感點，每穴 1~2 分鐘。

腹痛：按揉足三里、內關。

頸項強痛：按揉列缺、後溪。

牙痛：按揉合谷。

痛經：按揉三陰交。

尿瀦留：指按中極。

（2）掌按法（圖22）：用掌根或全掌着力按壓體表的一種方法，稱為“掌按法”。掌按法可單掌亦可雙掌交叉重疊按壓。同樣也可與揉法相結合使用。

1）手法要領：①按壓後要稍作片刻停留，再做第二次重複按壓。②為增加按壓力量，在施術時可將雙肘關節伸直，身體略前傾，借助部分體重向下按壓。

2）適應部位：腰背部、腹部等體表面積大而又較為平坦的部位。

3）功效：疏鬆筋脈、溫中散寒、活血祛瘀等。

4）主治：腰背疼痛，脊柱側突，脘腹疼痛等。

5）舉例說明：腰痛，可掌按骶棘肌。胃寒痛，可掌按上腹部（用力不可太大），手掌隨患者呼吸而起伏。

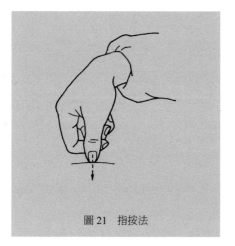

圖21 指按法

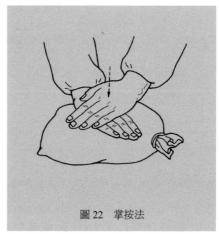

圖22 掌按法

點 法

用屈曲的指間關節突起部分為力點，按壓於某一治療點上，稱為"點法"。它由按法演化而成，可屬於按法的範疇。具有力點集中、刺激性強等特點。有拇指端點法、屈拇指點法和屈食指點法三種。

（1）手法要領（圖23）：主要有三點。①拇指端點法：用手握空拳，拇指伸直並緊貼於食指中節的橈側面，以拇指端為力點壓於治療部位。②屈拇指點法：是以手握拳，拇指屈曲抵住食指中節的橈側面，以拇指指間關節橈側為力點壓於治療部位。③屈食指點法：是以手握拳並突出食指，用食指近節指間關節為力點壓於治療部位。

（2）適用部位：全身各部位，尤適用於四肢遠端小關節的壓痛點。

（3）功效、主治可參見“指按法”。

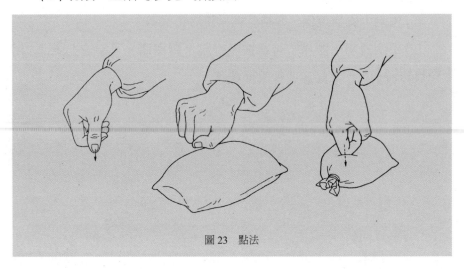

圖 23　點法

壓法

用拇指面、掌面或肘部尺骨鷹嘴突為力點，按壓體表治療部位，稱為“壓法”，在臨床上有指壓法、掌壓法、肘壓法之分，具有壓力大、刺激強的特點。壓法的力量較按法要重，目前臨床上壓法常限於肘壓法，現介紹如下。

（1）手法要領：①術者肘關節屈曲，以肘尖部（即尺骨鷹嘴突，見圖24）為力點，壓在體表治療部位。②壓力要平穩緩和，不可突發暴力。③肘壓力量以患者能忍受為原則。

（2）適用部位：僅適用於腰臀肌肉發達厚實的部位。

（3）功效：舒筋通絡，解痙止痛。

（4）主治：腰背部頑固性痺痛、

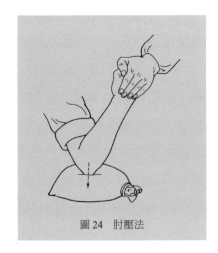

圖 24　肘壓法

腰肌強痛。

（5）舉例說明：如腰肌強痛、可用肘壓法施於兩側腰肌。

【每日練習】

1. 何謂推拿手法？有哪些基本要求？
2. 請掌握按法、點法、壓法的臨床運用。

摩法

用食、中、無名（環）指末節羅紋面或以手掌面附着在體表的一定部位上，作環形而有節律的撫摩，稱為摩法（圖 25）。其中以指面摩動的稱"指摩法"，用掌面摩動的稱"掌摩法"。古代還常輔以藥膏，以加強手法治療效果，稱為"膏摩"。

而摩法的動作與揉法有相似之處，但摩法用力更輕，僅在體表撫摩；而揉法用力略沉，手法時要帶動皮下組織。

（1）手法要領：①指摩法：腕微屈，掌指及諸指間關節自然伸直，

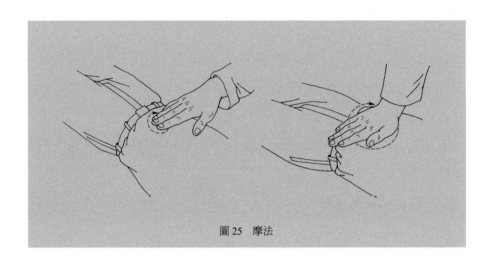

圖 25　摩法

以食、中、無名（環）指末節羅紋面附着於治療部位，用腕和前臂的協調運動帶動手指羅紋面在所需治療部位作順時針方向或逆時針方向的環旋摩動。②掌摩法：腕關節微背伸，諸手指自然伸直，將全手掌平放於體表治療部位上，以前臂和腕的協調運動，帶動手掌在所需治療部位作順時針方向或逆時針方向的環旋摩動。③手法輕柔，壓力均勻。指摩法宜稍輕快，每分鐘摩動 120 次左右；掌摩法宜稍重緩，每分鐘摩動 80~100 次。

（2）適用部位：全身各部位。以胸腹和脅肋部最為常用。

（3）功效：寬胸理氣，健脾和胃，活血散瘀。

（4）主治：咳嗽、胸悶、脘腹脹痛、外傷腫痛等。

（5）舉例說明：如胸脅痛，可指摩膻中、脅肋。消化不良，可掌摩中脘。月經不調，可掌摩小腹。

揉 法

用大魚際、掌根，或手指羅紋面吸附於一定的治療部位，作輕柔緩和的環旋運動，並帶動該部位的皮下組織，稱之為"揉法"。以大魚際為力點，稱"魚際揉法"；以掌根為力點，稱"掌根揉法"；以手指羅紋面為力點，稱"指揉法"。其中以魚際揉法的技巧性較高，故先作介紹。

（1）魚際揉法（圖 26）

1）手法要領：①用大魚際着力，稍用力下壓；拇指略內收，指間關節微屈；手腕放鬆，以腕關節和前臂協調的擺動運動，來帶動大魚際在治療部位上作環旋狀揉動。

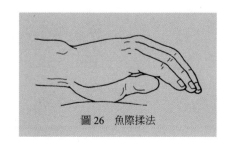

圖 26　魚際揉法

若以掌根着力，則稱為"掌根揉法"。②動作要靈活，力量要輕柔。施法時既不可在體表造成摩擦，也不可故意在體表撳壓。③動作要有節律性，其頻率每分鐘 120~160 次。

2）適用部位：全身各部位。以頭面、胸腹和四肢諸關節最為常用。

3）功效：疏筋通絡，消腫止痛，活血散瘀，健脾和胃，寬胸理氣。

4）主治：頭痛、面癱、胸脅痛、脘腹脹痛、四肢軟組織損傷。

5）舉例説明：如頭痛、面癱，可在前額及面部用魚際揉法。胸脅痛，可掌揉章門、期門及患處。四肢軟組織急性損傷，可在患處周圍用揉法；而在損傷處一定要給予冰按摩和制動。

（2）指揉法（圖 27）：用拇指或中指羅紋面，或以食、中指，或以食、中、無名指羅紋面，在某一穴或幾個穴或某部位上作輕柔的小幅

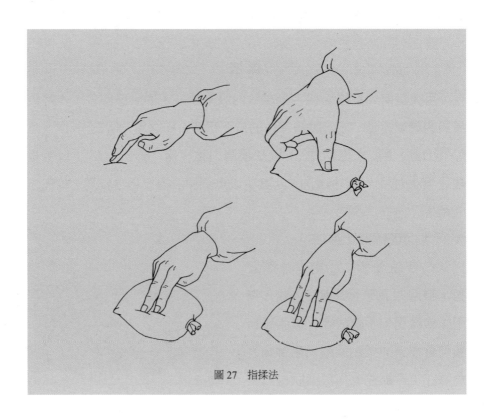

圖 27　指揉法

度的環旋柔動，稱為"指揉法"。且有單指揉法、雙指揉法、三指揉法之分。

臨床上指揉法常與按法結合，組成按揉複合手法。單指揉可適用於全身各部位；雙指揉可用於背俞穴，亦可用小兒推拿乳旁、乳根穴或雙側天樞穴；三指揉可用於背俞穴，亦可用於小兒先天性肌性斜頸等。

搓 法

用兩手掌面夾住肢體的一定部位，相對稱用力作方向相反的來回快速搓揉或作順時針回環搓揉，即雙掌對揉的動作，稱為"搓法"。

此法屬推拿手法中的一種輔助手法，常作為四肢、脅肋部、腰背部推拿治療的結束手法。具疏通經絡、調和氣血、放鬆肌肉等作用。

搓法在臨床應用時常隨治療部位而有所變化。

（1）搓肩關節：患者正坐，肩臂放鬆自然下垂。醫生雙下肢馬步位；然後雙掌如抱球樣相對用力作順時針方向回環搓揉 10~20 次。用於肩周炎。

（2）搓上肢：體位同上，雙手夾持住患側上臂作一前一後的交替搓揉，並漸漸下移由前臂至手腕，再快速由腕部向上至腋部（圖 28）。如此往返搓揉 3~5 遍。用於上肢痹痛。搓肩、搓上肢可視為一個整體手法，由肩而下；也可分為兩個手法，根據臨床需要作選擇。

（3）搓脅肋部：患者取坐位，醫者

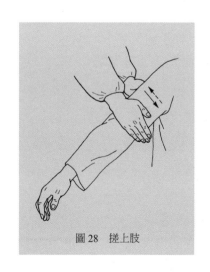

圖 28　搓上肢

位於其後，用雙手自腋下夾持患者胸廓的左右兩側，相對用力作一前一後的交替搓揉，沿脅肋搓至髂嵴上；如此作自上而下的單向搓揉移動。一般搓 3~5 遍。用於胸脅迸傷、肝氣鬱結。

（4）搓下肢：患者取仰臥，下肢微屈，醫者用雙手夾持住大腿的內外側（或前後側），相對用力作一前一後的交替搓揉，經膝、小腿至踝部，再由踝、小腿、膝、大腿，如此往返 3~5 遍。用於下肢痹痛。

（5）腰背部搓法：患者取坐位或俯臥位，醫者位於其後，雙手放置上背部作呈水準狀的搓揉動作，自上而下至下腰部，再上下往返搓揉 3~5 遍。用於腰背痛。手法要領：①搓動時雙手動作幅度要均等，用力要對稱。②搓揉時頻率可快，但在體表移動要緩慢。③雙手夾持肢體時力量要適中。夾持過重，搓不動，夾持過輕，搓不到。

【每日練習】

請熟練掌握摩法、揉法與搓法的日常應用。

捻 法

用拇指的羅紋面與食指的羅紋面或橈側緣相對捏住所需治療部位，稍用力作對稱的如捻線狀的快速捻動，稱為捻法。

（1）手法要領：①捻動時要輕快柔和，靈活連貫，每分鐘 200 次左右。②用力要對稱、均勻，不可呆滯。

（2）適用部位：四肢遠端諸指、趾小關節。

（3）功效：行氣活血，消腫祛瘀，滑利關節。

（4）主治：類風濕關節炎，指、趾間關節損傷。

（5）舉例說明：如類風濕手，可對病變的指間關節作左右位或前後位的捻動。並可再配合抹法和關節被動屈伸法等。

推 法

推法是推拿手法中的主要手法之一，但由於歷史原因和不同的學術流派已將推法衍化出許多不同的動作和名稱。按其原意，"推者，一指推去而不返。"也就是說，用拇指或手掌或其他部位着力於人體某一穴位或某一部位上，作單方向的直線或弧形移動，稱之為"推法"。推法在成人推拿裏應用主要是平推法。在小兒推拿裏應用有直推、分推、旋推等多種方法，這有待於在與小兒推拿有關的章節中學習。

成人推法中，有以拇指為力點的，稱"拇指平推法"；有以手掌為力點的，稱"掌平推法"；有以用拳為力點的，稱"拳平推法"；有以用肘尖為力點的，稱為"肘平推法"。平推法是作直線的單向運動，體表受力較大，但推行速度相對緩慢。其意是推動氣血的運行。

（1）拇指平推法（圖29）：用拇指指腹為着力點於治療部位，沿經絡循行路線或肌纖維平行方向，由甲點推向乙點，其餘四指併攏作支點以助拇指用力。一般可連續操作5~10遍或更多。

1）手法要領：①從甲點推向乙點時用力均勻。②從甲點推向乙點時要勻速。③對從甲點推向乙點途中所需加重手法刺激的某穴可配合按揉或按壓等手法。④在治療部位應先塗抹少量冬青膏等油類介質，使皮膚有一定的潤滑度，以利於操作，並防止推破皮膚。

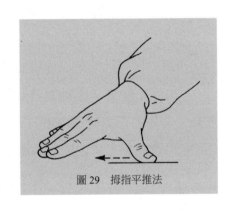

圖29　拇指平推法

2）適用部位：四肢，肩背，腰臀及胸腹等，以線為主。

3）功效：疏經通絡，理筋散結，活血袪瘀。

4）主治：頸、肩腰腿諸痛證，脘腹脹滿。

5）舉例說明：如落枕可用拇指平推痙攣的斜方肌，脘腹脹滿可用拇指平推中脘（小兒推拿中常用）。

（2）掌平推法（圖30）：以掌根為着力點於治療部位，由甲點推向乙點。若需要增大壓力時，可用另一手重疊緩慢推進。一般可連續操作5~10遍。

1）手法要領：同拇指平推法。

2）適用部位：腰背、胸腹及下肢等，以面為主。

3）功效：舒筋通絡，消積和中。

4）主治：腰背酸痛、食積、便秘等。

5）舉例說明：腰背酸痛可用掌平推腰背筋膜，食積可用掌平推上腹部。

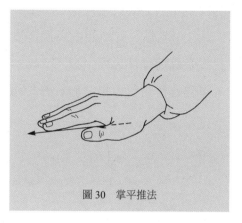

圖30　掌平推法

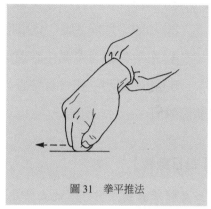

圖31　拳平推法

（3）拳平推法（圖31）：握拳，以食、中、無名、小指四指的近節指間關節為着力點於治療部位，由甲點推向乙點。由於本法刺激力度較強勁，一般連續操作 3~5 遍，或更少。

1）手法要領：同拇指平推法。

2）適用部位：腰背部，臀部，四肢。

3）功效：理筋解痙，活血止痛。

4）主治：風濕痹痛、肌肉勞損。

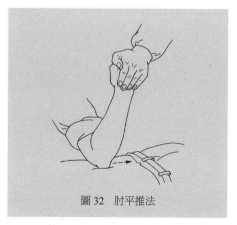

圖32　肘平推法

5）舉例說明：如風濕痺痛，可用拳平推法對患部作手法刺激。

（4）肘平推法（圖32）：以肘部尺骨鷹嘴為着力點於治療部位，由甲點推向乙點。由於本法刺激力度特強勁，一般連續操作僅1~2遍即可。

1）手法要領：同拇指平推法。

2）適用部位：背部脊柱兩側膀胱經。

3）功效：理筋活血，袪風散寒。

4）主治：腰背風濕伴感覺遲鈍者、強直性脊柱炎等。

5）舉例說明：如強直性脊柱炎，可輕輕使用肘平推法施於脊柱兩側骶棘肌。

【每日練習】

請熟練掌握捻法與推法的日常應用。

週 4

擦 法

用手掌緊貼皮膚，稍用力下壓並作上下向或左右向直線往返摩擦，使之產生一定的熱量，稱為"擦法"。擦法以皮膚有溫熱感即止，是推拿常用手法之一。有掌擦、魚際擦和側擦之分（圖33）。

（1）手法要領：①上肢放鬆，腕關節自然伸直，用全掌或大魚際或小魚際為着力點，作用於治療部位，以上臂的主動運動，帶動手做上下向或左右向的直線往返摩擦移動，不得歪斜。更不能以身體的起伏擺動去帶動手的運動。②摩擦時往返距離要拉得長，而且動作要連續不斷，如拉鋸狀，不能有間歇停頓。如果往返距離太短，容易擦破皮膚；當動作有間歇停頓，就會影響到熱能的產生和滲透，從而影響治療效果。③壓力要均勻而適中，以摩擦時不使皮膚起皺褶為宜。④施法時不能操之過急，呼吸要調勻，千萬莫屏氣，以傷氣機！⑤ 摩擦頻率一般每分鐘100次左右。

（2）適用部位：全身各部位。掌擦法用於胸腹、脅肋部為主。魚際擦法用於四肢為主，尤多用於上肢。側擦法用於背部、腰骶部為主。

（3）功能：健脾和胃，溫陽益氣，溫腎壯陽，祛風活血，消瘀止痛。

（4）主治：體虛乏力、脘腹脹痛、月經不調、腰背風濕痹痛。

（5）舉例説明：體虛乏力，擦督脈、腎俞、湧泉。月經不調，擦八髎、小腹。

（6）注意事項：①室內要保持暖和，以免患者着涼。②擦法是在體表直接摩擦，為保護皮膚，防止擦破，所以在施術前治療部位要塗抹少量油類潤滑劑。③擦法在臨床上常作為最後使用之手法，一般在擦法之後，就不再在該部位使用其他手法，以免皮膚破損。但擦法之後可輔以濕熱敷，能增強療效。

抹法

用拇指羅紋面在體表做上下、左右或弧線呈單向或任意往返的移動，稱為"抹法"。

（1）手法要領：①用單手拇指羅紋面或雙手拇指羅紋面緊貼於治療部位，稍施力做單向或往返移動；其餘四指輕輕扶住助力，使拇指能穩沉地完成手法操作。②雙手動作要協調、靈活、力量均勻。

（2）適用部位：頭面部、胸腹部、手背、足背部等。

（3）功效：開竅鎮靜，安神明目，疏經通絡。

（4）主治：頭痛、失眠、近視、感冒、胸悶痞滿、指掌麻木等。

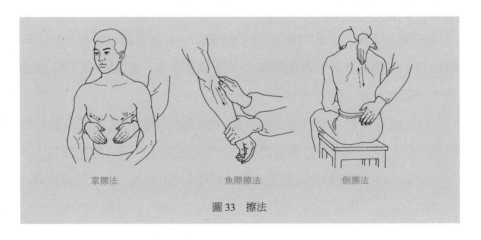

掌擦法　　　　　魚際擦法　　　　　側擦法

圖33　擦法

（5）舉例說明：頭痛，抹前額，按列缺，揉百會。指掌麻木，抹手背，捻指間諸關節。

【每日練習】

擦法與抹法各有哪些手法要領？

週 5

掃 散 法

用手指在顳部做往返的摩擦運動，稱之為"掃散法"。

（1）手法要領（圖34）：①手勢：拇指伸直呈外展位，四指併攏微屈曲。②分解動作：拇指以橈側面少商部為着力點，自前額髮際向後至太陽穴作直線的往返摩擦移動，並可作少量的上下的位移。另四指以指端為着力點，依少陽膽經循行路線作弧線（即耳郭上緣、耳後至乳突這一範圍內）的往返摩擦移動。③操作時腕關節略背伸，以腕關節小幅度的左右擺動和肘關節少量的屈伸運動來帶動手部的掃散動

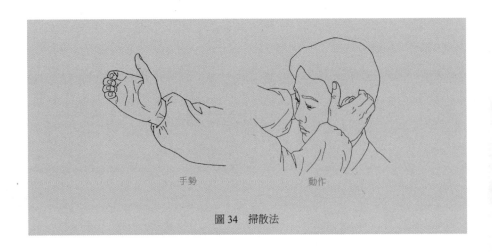

手勢　　　　　　　　　動作

圖34　掃散法

作。通常患者取坐位，醫者面對患者站立，用一手扶住患者一側的頭部起穩固作用；另一手在患側顳部作掃散手法。可左右側交替進行，每側 30~50 次往返摩擦移動。④動作要平穩，避免患者頭部隨手法操作而造成晃動。⑤手法要貼於頭皮操作，以免牽拉頭髮根而疼痛。更不必雙手同時操作。

（2）適用部位：頭顳部。

（3）功效：平肝潛陽，醒腦安神，祛風散寒。

（4）主治：頭痛、頭暈、高血壓、失眠等。

（5）舉例說明：高血壓，以掃散法按揉百會，推橋弓。偏頭痛，用掃散法，指揉列缺。

拿法

用拇指和食、中二指或其餘四指相對用力，提捏或揉捏某一部位或穴位，稱為“拿法”。拿法是推拿常用手法之一，在臨床上有三指拿（拇指與食、中指相對用力）和五指拿（拇指與其餘四指相對用力）之分。

（1）手法要領：①一定要以諸手指羅紋面相對用力，去捏住治療部位肌膚並逐漸用力內收，將治療部位的肌膚提起，做有節律的輕重交替而又連續的提捏或揉捏動作。②腕關節要放鬆，巧妙地運用指力，諸指動作要協調柔和靈活。③力量要由輕到重，輕重和諧，不可以指端去摳掐。④本法的刺激性較強，特別是在三指拿法之後，常繼以揉法，以緩減刺激。

（2）適用部位：三指拿法主要用於頸項、肩井等部。五指拿法主要用於頭部和四肢等。

（3）功效：疏經通絡，解表發汗，鎮靜止痛，開竅提神。

（4）主治：頸項強痛、肌肉酸痛、頭痛、鼻塞等。

（5）舉例說明：外感頭痛，拿五經，拿風池，掃散法。落枕，拿風池，按揉痙攣斜方肌，指揉列缺穴。腹痛，拿足三里，按脾俞、胃俞，摩腹。

（6）五指拿法：用於頭部時又稱為"拿頭五經"。方法是：患者端坐，醫者站立於後側方，一手扶其前額，另一手五指分開，用諸指末節羅紋面為着力點於頭部；要求是中指定督脈，食指、無名指分別置於兩側足太陽膀胱經，拇指、小指分別置於兩側足少陽膽經（稱"拿五經"）。然後五指同時用力，由前髮際起，將頭皮抓起，隨即鬆開，重複抓、放動作，並緩慢漸漸向後移動。當手移至後腦部時，食指、中指、無名指、小指要逐漸併攏，改為三指拿法，最後終於風池穴。如此可重複3~5遍，而且左右手可交替操作。

【每日練習】

掃散法與拿法各有哪些手法要領？

第四週

抖法

用雙手或單手握住患肢遠端，微微用力作小幅度的上下連續抖動，使患肢關節、肌肉有鬆動感，稱為"抖法"。抖法在臨床上常作為輔助或結束手法，有抖上肢（圖 35）和抖下肢之分。

抖上肢：患者取坐位，上肢放鬆。醫者站立於前外側，上身略微前傾，用雙手握住患者的手腕部（不宜握得太緊），緩緩地將其患肢向前外側方向抬起 60°~70°；然後醫者以腕力為主作連續小幅度的上下抖動，並使其抖動如同波浪樣地由遠端腕部逐步地傳遞到近端的肩部。或醫者用手掌按住患側肩部，另一手握住患側遠端的腕部，在腕部用力作連續小幅度的上下抖動。

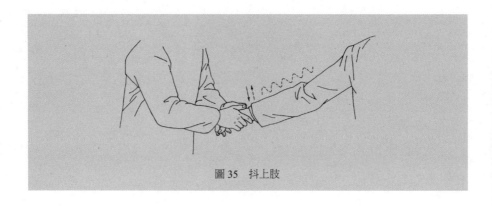

圖 35　抖上肢

抖下肢：患者取仰臥位，下肢放鬆。醫者站立其足後方，用雙手分別握住患者後髁部，先將雙下肢徐徐抬起離床面 20~30 厘米，然後醫者以腕臂力為主小幅度地上下抖動，使整個下肢產生舒適感。在做抖下肢時可配合作肢體內、外旋轉的運動。對高大重實者，可兩腿分開操作。

（1）手法要領：①抖動時用力要自然，抖動幅度要小，但頻率要快。一般抖動幅度在 3~5 厘米；上肢抖法頻率一般在每分鐘 200 次左右；下肢抖法頻率一般在每分鐘 100 次左右。②囑患者一定要放鬆肢體，配合治療，否則無法進行。

（2）適用部位：四肢部。

（3）功效：疏鬆脈絡，滑利關節。

（4）主治：肩臂疼痛、腰腿疼痛等症。

（5）舉例說明：如肩周炎，可用肩部手法，搓肩關節，抖上肢法。

合 掌 側 擊 法

以雙掌相合，五指自然微分，用小魚際橈側和小指橈側為着力點去擊打治療部位，稱"合掌側擊法"，常作為放鬆肌肉或結束手法。

（1）手法要領：合掌後以前臂旋轉力為動力，帶動小魚際尺側和小指尺側去擊打治療部位，由於五指自然微分，在作擊打法時因指與指間的碰撞，還會發生有節奏的響聲。

（2）適用部位：腰背部、四肢部。

（3）功效：舒通筋絡，消除疲勞。

（4）主治：腰背肌肉痙攣疼痛、風濕痹痛。

（5）舉例說明：如腰背痛，可在用推拿治療後，選用本法在全背作自上而下的擊打，使痙攣肌肉得以緩解。下肢痹痛，也可選用本法。

【每日練習】

1. 何謂"抖法"? 其要領是甚麼? 能治療甚麼病症?
2. 請掌握抖法、合掌側擊法的臨床應用。

啄 法

五指自然微屈、分開呈休息位狀，以腕關節的屈伸為動力，以諸指指端為着力點，輕快而有節律地擊打治療部位，如雞啄米狀，稱為"啄法"（圖36）。本法可單手操作亦可雙手操作，但以雙手操作為多。

（1）手法要領：①腕、指均需放鬆，以腕力為主。②手法要輕快靈活，有節律性，雙手配合自如。

（2）適用部位：頭部。

（3）功效：安神醒腦，疏通氣血。

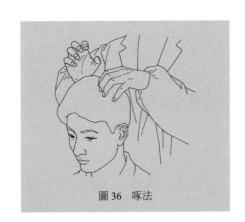

圖36　啄法

（4）主治：頭痛、失眠、神經衰弱等。

（5）舉例說明：如頭痛、失眠，可用拿五經法、掃散法，按揉列缺、神門諸穴後，常可輔以頭部啄法（由前向後、由頭頂部向兩側全方位地輕啄）。

拍法

用五指自然併攏，掌指關節微屈，使掌心空虛，然後以虛掌有節律地拍擊治療部位，稱為"拍法"（圖37）。

（1）手法要領：①指實掌虛，利用氣體的振盪，虛實結合，要做到拍擊有聲，聲聲清脆而不甚疼痛。②拍法要以腕力為主，靈活自如。③一般拍打3~5次即可，對肌膚感覺遲鈍麻木者，可拍打至表皮微紅充血為度。

（2）適用部位：肩背、腰骶、股外側、小腿外側諸部。

（3）功效：行氣活血，舒筋通絡。

（4）主治：風濕酸痛，重着麻木，肌肉痙攣等。

（5）舉例說明：腰背部風濕酸痛，可按揉委中、局部推拿後，在腰背部塗上少量冬青油，而後作自上而下的拍法，直至表皮微紅充血為度。

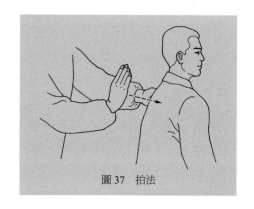

圖37 拍法

彈撥法

用拇指深按於治療部位，做如彈撥琴弦樣的往返撥動，稱為彈撥法（圖38）。本法有廣泛的適應性，若能掌握得好，可用於肢體一切肌筋膜的痛證。

（1）手法要領：①拇指深按程度依病變組織而定，一般要深按至所需治療的肌肉、肌腱或韌帶組織，待出現有酸脹、疼痛的指感後，再作與上述組織成垂直方向的往返撥動。若單手拇指指力不足時，可以雙手拇指重疊進行彈撥。②本法因對深部組織刺激較強，所以在使

用本法後局部應加以輕快的揉摩手
法，以緩解疼痛反應。

（2）適用部位：四肢、頸項、腰
背諸部。

（3）功效：解痙止痛，鬆解粘連。

（4）主治：慢性軟組織損傷及痛
症，關節屈伸不利等。

（5）舉例說明：如落枕，可在壓
痛點處施以彈撥法，並輔以頸部屈

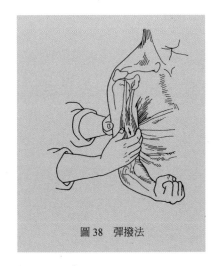

圖38 彈撥法

伸、旋轉，側屈等被動運動。網球肘，除局部手法治療後，可在壓痛
點肌腱處施以彈撥法。

【每日練習】

1. 請掌握合掌側擊法、啄法、拍法的臨床應用。
2. 何謂"彈撥法"？其要領是甚麼？能治療甚麼病症？

搖法

用一手握住或扶住被搖關節的近端肢體（有時起固定肢體的作用），另一手握住關節的遠端肢體，作緩和的環轉運動，使關節產生順時針方向或逆時針方向的轉動，稱為"搖法"。搖法是推拿常用手法之一，屬被動活動類，用來防治各部關節酸痛或運動功能障礙等症。

（1）手法要領：由於搖法可廣泛地用於脊柱及四肢諸關節，為提高手法的正確性，避免醫源性創傷（被動活動）的發生，有必要將搖法的總要領先重申一次：首先，搖法的方向和幅度一定要在生理許可的範圍內進行。或者，在患者能忍受的範圍內進行。而且要由小到大，逐漸增強。其次，用力要柔而穩，速度要緩而勻，動作要因勢利導。

（2）現根據人體不同部位的要求，分別將搖法操作分述如下。

1）頸項部搖法（圖 39）：常用於落枕，頸椎病，頸項部軟組織勞損，頸項強痛、活動不利等。患者取坐位，頸項部放鬆，醫者站立於患者的後外側面；用一手扶其頭頂部，另一手托住下頜部，雙手協調以相反方向緩緩地使頭按順時針方向或逆時針方向的搖動，3~5 次即可。

2）肩關節搖法：常用於肩關節周圍炎，肩部傷筋，肩部骨折後遺症等病症。本法有多種不同的常見操作，從安全角度出發，現介紹托

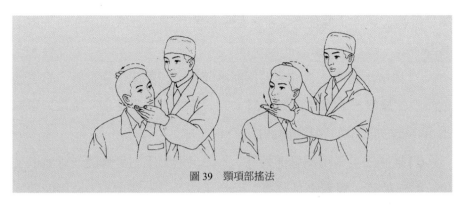

圖39 頸項部搖法

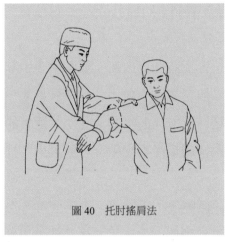

圖40 托肘搖肩法

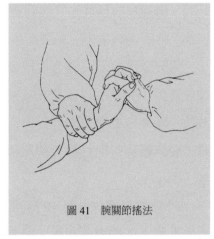

圖41 腕關節搖法

肘搖肩法（圖40）供學習。患者取坐位，肩部放鬆，患側肘關節屈曲。醫者站立於其側方，半蹲位，上身略前俯。用一手扶住其肩關節上部，另一手托起患肢肘部（使患者手臂搭在醫者的前臂上），然後緩緩地作順時針方向或逆時針方向的肩關節搖動。

3）肘關節搖法：常用於網球肘、肘部骨折後遺症等。患者取坐位，患肘關節半屈曲位。醫者一手托住患肘關節後部，另一手握住患肢的腕部，使肘關節作順時針方向或逆時針方向的搖動。

4）腕關節搖法（圖41）：常用於腕部軟組織損傷、腕部骨折後遺症等病症。患者取坐位或仰臥位，醫者站立於患側。一手握住患肢腕關節近端，另一手握住其掌部，使腕關節作順時針方向或逆時針方向搖動。

5）搖掌指關節法：常用於指部腱鞘炎，類風濕關節炎等。患者體位同前。醫者一手握住患側掌部，另一手握住患側手指，使掌指關節作順時針方向或逆時針方向的搖動。

6）搖腰法：常用於腰部酸痛、板滯、活動不利等病症。患者取坐位，腰部放鬆。醫者坐於其後，用一手按住其一側腰部（拇指與四指分開，拇指按住腰間，其餘四指按放於腰側季肋部），另一手扶住對側肩部，兩手協調用力，將腰部緩緩搖晃。

另一種搖腰法可囑患者取俯臥位，下肢伸直放鬆。醫者用一手掌按住腰部；另一手以前臂托於雙下肢股前遠端，並用力將下肢抬起，然後作過伸位的腰部順時針方向或逆時針方向的搖動。此法對醫者的體力要求較高，而且僅限於腰部運動障礙恢復期應用。一般以坐位搖腰法即可。

7）髖關節搖法（圖42）：常用於腰腿痛，髖關節活動不利等。患者取仰位，下肢自然放鬆。醫者站立於患側，用一手扶住其膝前；另一手托起足跟（或握住踝關節），先將患肢屈髖、屈膝，達90°左右後雙手協同作髖關節順時針方向或逆時針方向的搖動。另一種搖髖關節法，可囑患者取俯臥位，下肢自然放鬆。醫者站立於患側，用一手按住臀部；另一手置於患肢股前遠端，並用力將下肢抬起，然後作過伸位的髖關節順時針方向或逆時針方向的搖動。

8）踝關節搖法（圖43）：常用於踝關節損傷性疼痛，踝關節骨折後遺症等。患者取仰臥，下肢自然伸直。醫者站立於足端，用一手托起足跟以固定；另一手握住其足趾部，雙手配合作踝關節順時針方向或逆時針方向的搖動。

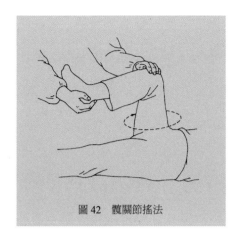

圖 42　髖關節搖法

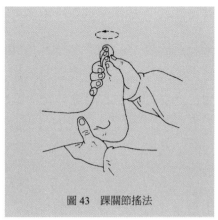

圖 43　踝關節搖法

背　法

　　將患者反背起，雙足離地，使腰部脊椎得以牽伸，稱為“背法”，亦稱為“反背法”（圖 44 ）。

　　本法能緩解腰肌痙攣，整復腰間小關節錯位。常用於腰椎後關節功能紊亂，急性腰肌扭傷，腰椎間盤突出症等。

　　手法要領：醫者與患者背靠背站立。醫者雙足分開與肩等寬站穩，用雙肘去勾套住患者的肘窩部，兩臂用力緊緊勾住患者的雙臂，

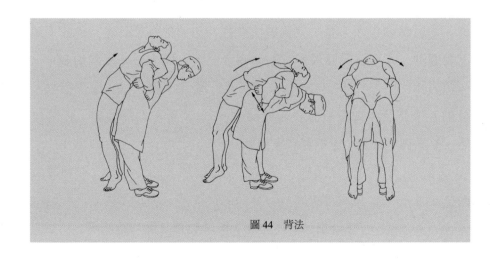

圖 44　背法

然後屈膝、彎腰、挺臀，將患者反背起來，使其雙腳離地懸空。此時患者頭應後仰，貼靠於醫者背部，除雙臂勾緊外，應全身放鬆，服從醫者的操作。先利用患者自身重量，使腰段脊椎得以牽伸；然後醫者可通過身體的左右晃動或臀部挺起等動作使錯位的小關節得以糾正。

㨰法

㨰法是"㨰法推拿流派"的主要手法，具有體表接觸面積大、刺激力量強而且又十分柔和的特徵。主要用於治療運動系統和周圍神經系統疾病。

㨰法對自學者來說有一定的難度，整個手法動作是由兩部分協調來共同完成：一是由前臂的旋轉；二是由腕關節的屈伸而組成的複合式手技動作。其受力部位以小魚際肌至第五、第四掌骨的背側。

（1）手法要領（圖45）：①前臂旋轉與腕關節屈伸這兩者動作一定要協調。即前臂旋前時，腕關節一定要伸展，以小魚際肌為着力部位。反之，在前臂旋後時，腕關節一定要屈曲，以第五、第四掌骨的背側為着力部位。如此在體表部位上產生持續不斷的來回動。其動頻率每分鐘 120~160 次。②軀體要正直。不要彎腰屈背，不得晃動身體。③肩關節自然下垂，上臂與胸壁保持 5~10 厘米距離，上臂千萬不要擺動。④腕關節要放鬆，屈伸幅度要大，約 120°（屈腕約 80°，伸腕約 40°）。⑤ 㨰法突出是一"㨰"字。忌手背拖來拖去摩擦移動、跳動、頂壓及手背撞擊體表治療部位。⑥ 諸手指均需放鬆，任其自然，不要有意分開，也不要有意握緊。

（2）適用部位：頸項部、肩背部、腰臀部及四肢等肌肉較豐厚的部位。

（3）功效：舒筋活血，解痙止痛，鬆解粘連，滑利關節等。

（4）主治：風濕酸痛、肌膚麻木、肢體癱瘓、運動功能障礙等。

（5）舉例説明：如下腰痛，以骶棘肌為主的㨆法治療。肩周炎，以三角肌為重點施用㨆法，並輔以各項關節的被動運動。坐骨神經痛，則沿膀胱經自臀、股後、膕、小腿後側用㨆法而下至足跟、足背，並輔以經穴的按壓和被動運動。

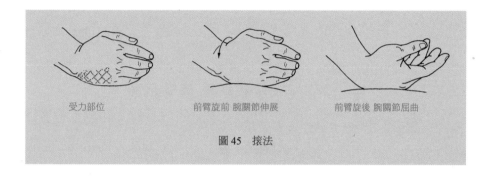

受力部位　　　前臂旋前 腕關節伸展　　　前臂旋後 腕關節屈曲

圖45　㨆法

【每日練習】

1. 請通過學習熟練掌握肩、肘、腕及髖、膝、踝諸關節搖法。
2. 何謂"㨆法"？其動作要領是甚麼？有何功效及主治？

週 4

二、成人常見病症的推拿治療

偏頭痛

偏頭痛是指偏側頭部周期性發作的血管性頭痛。其特點有三：第一，是突然發作性偏側頭部劇痛。第二，其頭痛可以自動或治療後緩解而不留後遺症。第三，慣於復發並伴有無痛間歇期。

偏頭痛與內分泌有較密切的關係，與顱內外血管收縮和舒張有關。發作常始自青春期，有些有家族史。間歇期不定，由每日數次至數月 1 次不等，多在更年期後逐漸減輕或停止發作。多數育齡期婦女在妊娠三個月後偏頭痛消失，直至分娩後再復發。偏頭痛也可因環境變化、外界刺激、軀體疲勞、精神緊張、焦慮、睡眠不足等因素而誘發。

【臨床表現】

（1）前驅症狀：在頭痛發作前，約半小時或 10 多分鐘內出現的一系列症狀。最常見的前驅症狀是視覺障礙──閃輝性暗點（如火花、光環、彩環、發光體等）、偏盲、瞳孔大小不等，對光反射消失。除視覺障礙外還有全身不適、精神不振、語言障礙、手指及口唇麻木感、眩暈、面色蒼白、多尿等症狀。

（2）頭痛：突發性一側前額部或頭頂部疼痛。一般先從前額部開始向眼窩部、頭頂部蔓延，眼球後部也可伴有劇烈疼痛；強度逐漸增加，並擴展至一側頭部，以搏動性疼痛為主。患者有噁心、嘔吐、顏面潮紅、畏光、流淚等症狀，可持續 2~3 小時，甚至 1~2 日，由頭痛高峰期逐漸減退，移至睡眠期，或疼痛後期。

【治療】

（1）常用手法：拿法、揉法、抹法、掃散法。

（2）常用穴位及部位：印堂、睛明、陽白、太陽、百會、風池、合谷、湧泉，及頭側部足少陽膽經部位。

（3）操作方法如下：

1）基本操作：患者取仰臥位，頭偏向健側，醫者先選用指揉法自風池穴起沿頸項部夾肌而下至頸根，如此上下往返 3~5 分鐘；拿風池穴，拿頸項夾肌 3~5 遍。用手指按揉印堂、睛明、陽白、太陽、百會、率谷等穴各 20~30 次。抹前額、上下眼眶各 3~5 次。指揉合谷 30~50 次。用掃散法在頭側部足少陽膽經循行路線自前上向後下方操作 30~50 次。

患者取坐位於床邊，以五指拿法（拿五經）自前髮際起經頭頂、後腦部改為三指法拿風池；如此往返 3~5 遍。最後按揉兩側湧泉穴結束治療。

2）辨證治療：對有面色潮紅、噁心、嘔吐等症狀者，可加指揉內關、豐隆、胃俞等穴。對視覺障礙明顯者，可加強抹上下眼眶、指揉眼周穴位、指揉光明穴。

【自我保健】

（1）抹額（圖 46）：兩手食指屈曲成弓狀，以近節指間關節橈側面為着力點，在前額的中部向兩側抹至太陽穴。可作上下往返的移動，20~30 次。

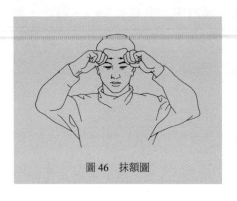

圖 46　抹額圖

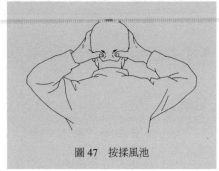

圖 47　按揉風池

（2）按揉風池（圖 47）：用兩手拇指羅紋面緊按兩側風池穴，並施力作按揉動作 20~30 次。

（3）梳頭法：以雙手十指為梳，自前髮際起向後梳至枕部，左右交替 30~50 次。

（4）按揉湧泉：用左手按揉右側湧泉穴、用右手按揉左側湧泉穴各 50~100 次。

【注意事項】

避免不良外界刺激和精神緊張。保證充足的睡眠，生活、飲食要有節制。對頑固性頭痛，應及時去醫院明確診斷，對症治療。

【每日練習】

1. 何謂偏頭痛？怎樣進行推拿治療？
2. 怎樣進行偏頭痛的自我保健推拿？

———— 週 5 ————

高血壓

高血壓是一種以體循環動脈血壓增高為主要臨床表現的疾病。臨床上一般認為，在安靜休息時，經血壓測量，其收縮壓（即高壓）持續高於 18.7 千帕（140 毫米汞柱）、舒張壓（即低壓）持續超過 12 千帕（90 毫米汞柱）則為高血壓。判定高血壓以舒張壓升高為主要依據。收縮壓其標準可隨年齡增大而增高，可用本人的年齡加 90 毫米汞柱求之，而舒張壓的正常標準則不隨年齡而變異。臨床上將高血壓分為原發性高血壓（即高血壓病）和繼發性高血壓（即症狀性高血壓）兩種。其中以原發性高血壓占絕大多數。

【臨床表現】

（1）血壓：動脈血壓持續高於 18.7 千帕 /12 千帕（140 毫米汞柱 /90 毫米汞柱）。

（2）常見症狀：頭痛（以清晨、白天為多見，部位以兩顳部、枕部、前額部多見）、頭暈、眼花、頭脹、心悸、健忘、失眠、煩躁等症。

若在高血壓病程中症狀突然加劇，血壓急劇升高，並且出現劇烈頭痛、視力模糊、心率加快、心悸、面色蒼白或潮紅等症狀，稱為"高血壓危象"。有時血壓急劇升高，還可致腦部循環障礙，見頭部劇痛、嘔吐、頸項強直、呼吸困難，隨後出現意識模糊，甚至昏迷等症狀，稱為"高血壓腦病"。這類患者經搶救雖能脫離危險，但往往會遺留偏癱、語言障礙等後遺症狀。

【治療】

推拿療法適用於緩進型高血壓和第Ⅰ、Ⅱ期的高血壓患者；急進型和第Ⅲ期高血壓患者，尤其是高血壓危象者，則不列為推拿治療適應證。

（1）治療法則：平肝潛陽，安神降濁。

（2）常用穴位及部位：百會、印堂、風池、橋弓、率谷、曲池、豐隆、太衝、湧泉諸穴，及小腹、腰骶部。

（3）常用手法：按法、揉法、抹法、拿法、掃散法、擦法等。

（4）操作方法如下：

1）基本操作：患者取坐位，醫者位於一側站立，用拇指羅紋面施直推法推橋弓（橋弓位於頸側部相當於胸鎖乳突肌部位，為推拿特有的穴名，圖48）20~30次；然後再以同樣方法和次數去推另一側橋弓穴。接着在前額部治療，先以雙手拇指羅紋面從印堂穴直上至前髮際作交替地向上抹法5~10次；再從印堂沿眉弓至兩側太陽施以抹法5~10次；再在前額作由中線向兩側顳部和顳部向中線方向的橫向往返抹動5~10次。用指端按揉印堂、睛明、頭維、太陽諸穴。

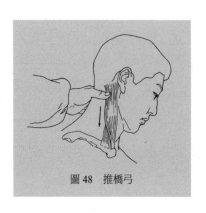

圖48 推橋弓

在頭頂部用五指拿法，至後枕部

104

改為三指拿法，拿風池、頸項部兩側夾肌而至大椎兩側，如此左右手重複操作各 3~5 遍。在頭顳側部施掃散法各半分鐘至 1 分鐘。最後以按揉百會、率谷、曲池各 50 次。這是重點治療部分。

繼而患者取俯臥位，醫者坐於患者右側，以指揉法施於命門、腎俞各 1 分鐘；然後在腰骶部再施以擦法（橫向）以熱為度；最後直擦足底湧泉穴，以熱為度。

2）辨證治療：有心悸失眠者，加指揉內關、神門、心俞、三陰交諸穴等 1 分鐘。有氣短、精神呆滯者，加摩小腹，指揉氣海、關元 5~10 分鐘。

【自我保健】

患者可按以下介紹的“自我推拿降壓保健操”，每日重複做 2~3 次，每次每一節動作均自己默念以 4 個 8 拍完成，可以起到防治高血壓病的作用。

（1）預備：靜坐閉目，排除雜念，呼吸均勻自如。

（2）動作如下：

1）明目：兩食指指端羅紋面分別按放在左右攢竹穴，兩拇指指端羅紋面分別按放在左右太陽穴。然後，雙手指同時做環狀揉動。

2）平肝：兩手中指重疊以指端羅紋面按放在百會穴，兩拇指指端羅紋面分別按放在左右率谷穴。然後，雙手指同時做環狀揉動。

3）止眩：兩手中指指端羅紋面分別按放在左右風池穴，兩食指指端羅紋面分別按放在天柱穴。然後，雙手指同時做環狀揉動。

4）醒腦：以雙手十指為梳，自前髮際起向後梳至枕部，左右手交替進行。

5）降壓：先將右手大魚際按放在左側橋弓穴上端，然後輕緩向前下方抹至鎖骨上窩部；再將左手大魚際按放在右側橋弓穴上端，作輕緩向前下方抹至鎖骨上窩部。此法只能做由後上向前下方向的運動。手法力量宜輕宜緩，切莫大力！

6）清熱：先將右手拇指指端羅紋面按放在左側曲池穴，在該穴做指揉法；再將左手拇指指端羅紋面按放在右側曲池穴，在該穴做指揉法。

7）補心：先將右手拇指指端羅紋面按放在左側內關穴，在該穴做指揉法；再將左手拇指指端羅紋面按放在右側內關穴，在該穴做指揉法。

8）調氣：先兩肘微屈，雙手腕自然下垂，兩上肢緩緩上舉至手與眼相平，同時吸氣；當手與眼相平後，再慢慢放下，同時呼氣。

【注意事項】

（1）合理膳食，堅持低鹽飲食。忌食動物內臟和動物油脂；多食新鮮蔬菜和水果。保持大便暢通。

（2）在醫師指導下進行適當的體育鍛煉，持之以恆，減輕體重。

（3）戒煙限酒，避免情緒激動和過度勞累。

（4）教你一招自我管控情緒的好方法：全身放鬆，閉目端坐，排除雜念，意守丹田（臍下小腹部位），先做 3~5 次深呼吸，然後再慢慢地、輕輕地呼吸，直到仿佛能聽到自己的呼吸，此刻情緒可逐漸得以平息。

【每日練習】

1. 何謂高血壓？如何進行推拿治療？
2. 請掌握自我推拿降壓保健操。

第五週

——————— 週 1 ———————

胃 痛

胃痛又稱胃脘痛，俗稱"心口痛"，是以上腹部（即胃脘部）疼痛為主要症狀的消化道疾病，也是臨床常見的一個症狀。多因憂思鬱怒，肝木橫逆犯胃；或飲食不節，損傷脾胃；或稟賦不足，脾胃虛弱所致。常見於急、慢性胃炎，胃或十二指腸潰瘍，胃神經症等病及以上腹部疼痛為主症者。

【臨床表現】

其主要表現為上腹部疼痛。

（1）急性胃炎：起病急，常因攝入對胃有不良刺激的藥物或飲食等引起。上腹部疼痛、噁心、嘔吐，可伴有腹瀉。

（2）慢性胃炎：起病緩慢，持續性上腹部隱痛、脹痛，食慾減退，消化不良，進食後上腹不適。胃竇部胃炎者，可伴劍突下燒灼感，或反覆出現消化道出血（黑便為主），但多可自動停止。

（3）潰瘍病：上腹部疼痛具有節律性，胃潰瘍疼痛多在餐後半小時至 2 小時發作；十二指腸潰瘍疼痛多在餐後 3~4 小時發作，進食後疼痛可減輕或完全消失。胃潰瘍疼痛部位多在上腹部偏左；而十二指腸疼痛部位多在上腹部偏右。其疼痛性質可為隱痛、脹痛、鈍痛、灼痛或劇痛。常伴有噯氣、反酸、饑餓感、噁心、嘔吐等其他消化道症狀。若併發上消化道出血時，可出現嘔血、黑便；若併發穿孔時，可出現上腹劇痛、板狀腹、休克。

（4）胃神經症：以上腹部疼痛不適，伴反酸，劍突下燒灼感，食後飽脹消化不良等胃部症狀。常伴有神經性嘔吐，特點是進食後嘔吐，嘔吐後即可進食。神經性噯氣，特點是持續性噯氣，且帶有感情色彩，多在有人場合發作。神經性厭食，多為青年女性，以追求體態美而盲目節食而致的一種病態現象。同時還伴有健忘、多夢、失眠、倦怠、憂慮、注意力不集中、頭痛、心悸、胸悶、煩躁易怒等症狀。女性患者可出現月經不調，男性患者可見性功能減退、遺精等。

【治療】

推拿對於慢性淺表性胃炎、胃或十二指腸小面積淺表性潰瘍的醫治都具有一定的治療效果。當您在外出旅遊或公務活動時，身邊又無藥物的情況下，胃痛突然發作，推拿是一種良好的止痛方法。

（1）常用手法：按法、點法、揉法、拿法、摩法、擦法、搓法等。

（2）常用穴位及部位：中脘、梁門、脾俞、胃俞、內關、足三里，小腹部。

（3）操作方法如下：

1）基本操作：患者取仰臥位，醫者坐於右側，在上腹胃脘部先以輕摩法 1~2 分鐘；再取魚際揉法 15 分鐘左右；並可配合中脘、梁門穴指揉法。若是胃潰瘍，揉法重點應在上腹偏左；十二指腸潰瘍，揉法重點應在上腹偏右。病程較長或體質虛弱者可加揉摩小腹 5 分鐘左右，最後以雙手拇指沿肋弓向兩側分推 3~5 次結束。腹部操作後可指揉足三里、內關、內庭諸穴，每穴各 30~50 次。

患者可改俯臥位或坐位，對背俞穴，特別是脾俞穴、胃俞穴作按揉，每穴 1~2 分鐘。脾俞穴、胃俞穴處亦可用小魚際擦法，以熱為度。最後以拿肩井穴，搓背部結束治療。

2）辨證治療：對胃痛症狀明顯者，應更改操作程序，可先用點穴止痛法。其一是在肢體的遠端內關、內庭、足三里諸穴用點法或按法以緩解其痛。第二是在背部華佗夾脊穴、脾俞穴、胃俞穴或附近部位壓痛點用點法或按法以緩解其痛。待胃痛緩解後再作腹部治療。

對胃神經症患者可加頭部操作，以前額部及百會、四神聰按揉為主。

【自我保健】

（1）和胃：患者取仰臥位，全身放鬆，雙手掌重疊放置於上腹部，以中脘穴（腹部正中劍突與臍連線的中點）為中心作順時針方向的揉摩動作 10 分鐘，以上腹和順、舒適、微溫為佳。

（2）健胃：患者取坐位，用雙手拇指分別按揉足三里穴 2~3 分鐘。以左手拇指指端羅紋面按揉右側內關穴 2~3 分鐘，再以右手拇指指端羅紋面按揉左側內關穴 2~3 分鐘。均以酸脹得氣感為佳。

【注意事項】

（1）對胃、十二指腸潰瘍出血期的患者，應暫緩推拿治療。

（2）生活要有規律，避免過度精神緊張、過度疲勞。

（3）對胃黏膜有刺激的烈酒、濃茶、咖啡、辛辣食品要忌口，並戒煙。

（4）對可誘發、加重或引起併發症的藥物（如激素、阿斯匹林等）

應忌用或慎用。

（5）對胃神經症患者要以精神治療為主，解除思想顧慮，提高治療信心，增強體質訓練。

【每日練習】

1. 請掌握慢性胃炎和胃、十二指腸潰瘍的主要臨床表現。
2. 請講述胃痛的推拿基本操作。

胃下垂

胃下垂是指胃的正常位置下降，胃小彎弧線最低點下降至髂嵴連線以下，或十二指腸球部向左偏移的一種疾患。平常身體瘦弱、胸廓狹長無力型身材的人，以及體質素肥驟瘦和多產婦女，易罹本病。中醫學認為本病多由脾胃虛弱、中氣下陷所致。脾胃為後天之本，胃主受納，脾主運化，主肌肉，脾虛則運化失常，中氣升舉無力而發生下墜。

【臨床表現】

消瘦、乏力，胃納減少，胸腹脹悶不舒，食後更甚，在進食後自覺胃部有墜感和腸鳴音。可見有嘔吐、噯氣，或腹瀉、便秘，或交替性便秘、腹瀉，便形通常為扁而短。同時可伴有眩暈、心悸、失眠、直立性低血壓等症。或伴有腎、子宮等內臟下垂併發症。

【治療】

對本病若能堅持推拿治療，並輔以積極的功能鍛煉，康復還是有希望的。

（1）常用手法：揉法、摩法、按法、托法、插法、拿法等。

（2）常用穴位及部位：中脘、氣海、關元、小腹、足三里、脾俞、胃俞等，以及腹部。

（3）操作方法如下：

1）基本操作：患者取仰臥位，醫者坐於患者右側，先以揉摩法施於中脘 3~5 分鐘後逐漸下降至氣海、關元穴，並重點按揉此二穴約 10 分鐘；而後以手掌置於小腹部，四指併攏，拇指分開，取小魚際和小指掌面為着力部位造成一個弧面托在胃底部，做向上托起的揉動，謂之"托法"（圖 49）。此法施用時可隨患者呼吸時腹部上下起伏而用力，當托住胃底部後再緩緩向中腹、上腹移動，如此反覆 3~5 分鐘。

患者改取俯臥位，醫者仍坐原位，以食、中二指羅紋面為力點分別置於背部膀胱經，作自上而下往返施雙指按揉膀胱經 3~5 次，並重點按揉脾俞、胃俞 1~2 分鐘。

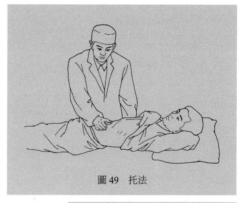

圖 49　托法

患者再改取坐位，將左臂向後曲肘放於下腰部，自然放鬆。醫者立於左側，用左手掌心頂患者的左側肩前部位；右手四指併攏以指端為力點，在肩胛骨內下角（相當於膈關穴）向外上方插入肩胛骨與肋骨之間 2~3 寸；雙手呈會合之勢，持續 1~2 分鐘，謂之"插法"（圖 50）。做此法時患者往往會有胃上提的感覺。如此可做

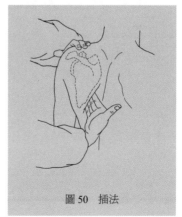

圖 50　插法

2~3次。用同樣方法可做右側插法。

（2）辨證治療：對消瘦、乏力、胃納不佳者，可加強中脘穴按揉法，加背部捏脊法。眩暈、失眠者，加頭部推拿，按揉內關、神門穴。伴內臟下垂者，加強氣海、關元穴按揉和小腹部托法。

【自我保健】

（1）托揉小腹：雙掌重疊置於小腹，以托法的要求緩慢揉動上移，3~5分鐘，每日2~3次。

（2）提拿全腹：雙手交替對全腹部皮膚、皮下組織進行提拿20~30次。

（3）腹肌鍛煉：運動量逐漸增加，以增強腹肌力量。

1）仰臥抬腿：患者仰臥，雙下肢伸直，交替抬高做2~4個8拍。

2）收腹抬腿：患者仰臥，雙下肢伸直，同時抬高並收腹，做2~4個8拍。

3）仰臥踏車：患者仰臥，雙下肢抬高，做交替"踏自行車"動作，2~4個8拍。

4）仰臥起坐：患者仰臥，雙手抱頭坐起，做2~4個8拍。

5）肩背倒立：患者仰臥，雙手撐腰，逐漸抬腿，雙腿併攏向上伸，使身體倒置，以肩、背、頭為着力點使整個身體倒立。本法為內臟下垂鍛煉的好方法。但難度較大，可依牆壁或他人保護下進行，要量力而行。

【注意事項】

（1）宜食易消化食物，忌食生冷及刺激性食物，少食多餐，注意加強營養。

（2）加強腹肌鍛煉，持之以恆。有利於疾病的康復。

（3）對胃下垂嚴重者可輔以胃托幫助。

【每日練習】

1. 何謂胃下垂？
2. 托法、插法如何操作運用？

感冒

感冒俗稱"傷風"，是由病毒或細菌引起的上呼吸道炎症。本病的發病率高，全年均可發生，但以冬春寒冷季節為多見。有普通感冒和流行感冒之分。中醫學認為，本病多因風邪外襲，肺氣失於宣降所致。因肺主氣，開竅於鼻，外合皮毛，當表邪外襲必先犯肺，根據其病情表現，有風寒與風熱之分。

【臨床表現】

（1）風寒型感冒：頭痛發熱，無汗，怕冷，四肢酸痛乏力，鼻塞，流清涕，舌苔薄白，脈浮而緊。

（2）風熱型感冒：發熱，頭脹痛，少汗，口乾，怕冷輕，咽喉痛，鼻流膿涕，咳吐黃痰，便秘，小便黃赤，舌苔薄黃，脈浮而數。

（3）繼發上呼吸道感染可有咳嗽：當繼發支氣管炎，肺部感染，可出現咳嗽，胸痛，肺部聽診有囉音，血液白細胞總數和中性粒細胞數增高；亦可併發中耳炎、鼻竇炎等。

【治療】

普通感冒在患病後 3~7 天可自行恢復。推拿治療旨在減輕症狀，縮短自然恢復期和減少其他部位繼發感染。

（1）治療法則：發散解表。

（2）常用穴位及部位：印堂、太陽、迎香、風池、曲池、合谷、肩井、肺俞等穴，及頭額、顳部膀胱經背俞穴。

（3）常用手法：揉法、按法、拿法、抹法、掃散法、擦法等。

（4）操作方法如下：

1）基本操作：患者取坐位，醫者立於患者前側；用大魚際揉法於整個前額部，上下左右 3~5 分鐘；接着用分法、合法施於前額（圖 51），抹眼眶上下緣各 5~10 次；再以雙手拇指羅紋面按揉左右太陽穴、迎香穴各 30~50 次。

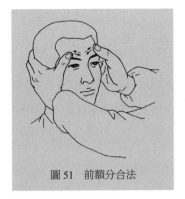

圖 51　前額分合法

繼上體位在頭顳部用掃散法治療，左右各 30~50 次；而後從前髮際開始向後，用五指拿法左右交替 5~10 次；至風池穴重點施以拿法，以酸痛得氣感為佳，並從風池穴緩慢向下移動，拿頸項兩側夾肌直至頸根部，如此上下往返重複 5~10 次；接着拿雙側合谷穴或按揉合谷 30~50 次。

患者取坐位，醫者立於其體側，用小魚際擦法施於背部膀胱經以熱為度。最後醫者立於其後拿肩井，結束治療。

2）辨證治療：如伴有頭痛，加百會按揉；咽喉痛，加按揉天突、魚際；發熱，加按揉曲池；伴有消化道症狀者，加按揉中脘、足三里。

【自我保健】

以下方法既可用於普通感冒治療，又能起預防感冒的作用。特別對體弱易感冒的患者更為適用。

（1）搓鼻（圖52）：每天堅持用食指橈側或指端上下搓擦鼻根至鼻翼兩側 2~3 分鐘，或以熱為度。搓鼻可提高呼吸通氣量，亦可作為鼻炎自我保健。

（2）揉太陽穴（圖53）、迎香穴：用雙手中指或拇指指端分別按揉兩側太陽穴、迎香穴各 1~2 分鐘。

（3）抹前額及眼眶（圖54）：用雙手食指（略屈曲）橈側分別在前額及上下眼眶作抹法 2~3 分鐘。

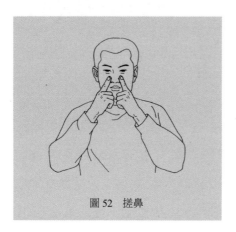

圖 52　搓鼻

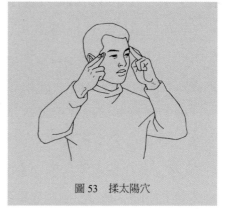

圖 53　揉太陽穴

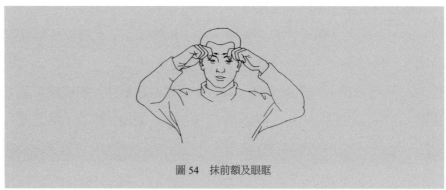

圖 54　抹前額及眼眶

（4）按揉風池穴：用雙手拇指羅紋面分別按揉左右風池穴約1分鐘。

（5）冷水洗臉：堅持每天早、晚用冷水洗臉1次。

【注意事項】

（1）在感冒流行期應避免去公共場所，增強自我保健意識。

（2）一旦患病後要及時治療，注意休息，多飲開水。

（3）若伴有繼發感染時，應配合有效抗生素正確使用。

【每日練習】

何謂感冒？感冒應怎樣進行推拿治療？

慢性支氣管炎

慢性支氣管炎是支氣管壁呈慢性炎症改變的一種疾病。中醫學認為本病屬內傷咳嗽範疇。多由肺氣虛弱，或他臟有病（脾虛、肝火、腎虛等）累及於肺，導致肺氣失於宣發、肅降，均會使肺氣上逆而引起咳嗽。

【臨床表現】

（1）發病年齡多在中年以上，病程較長，多有反覆發作傾向，在秋末冬初，氣候寒冷時是疾病的好發季節。

（2）以咳嗽、咳痰為特徵，重症者多伴有氣急。咳嗽以清晨及睡前明顯加重；咳痰以白色黏液性痰為主，痰量多，當伴有感染時痰液可呈黏稠膿性，偶爾可帶血絲。

（3）如久病不癒，可併發為阻塞性肺氣腫與慢性肺源性心臟病。出現不同程度的呼吸困難、哮鳴、發紺等症。

（4）早期多無異常體徵，病程稍長後可在背下部聽到乾、濕囉音，胸部 X 線檢查時可見肺紋理增粗和紊亂。伴有肺氣腫時，可見桶狀胸、杵狀指，胸片可見肺透亮度增加，肋間隙增寬，膈肌低位，伴有繼發感染時血液白細胞總數及中性粒細胞均可增多。

【治療】

（1）治療法則：以宣通肺氣、止咳化痰為主，輔以補益脾腎。

（2）常用穴位及部位：中府、雲門、膻中、中脘、尺澤、魚際、肺俞、脾俞、腎俞、豐隆等穴，及背部正中。

（3）常用手法：按揉法、摩法、分法、擦法、捏脊法等。

（4）操作方法如下：

1）基本操作：患者取仰臥位，醫者坐於其右側，先在中府，雲門穴處施以指摩法各 2~3 分鐘，繼而在膻中穴施以指摩法 2~3 分鐘。

繼以上體位，用掌根按揉中脘穴 2~3 分鐘。然後用雙手拇指沿肋間隙作自上而下、由中間向兩側的分法，如此反覆 2~3 遍。以拇指按揉尺澤、豐隆穴各 1~2 分鐘。

患者取俯臥位，醫者坐於其體側，食、中兩指分開，以其指端羅紋面分別置於肺俞、脾俞、腎俞等穴上作雙指揉法（圖 55），每穴各 1~2 分鐘。最後在背部膀胱經、督脈經施以小魚際擦法，以熱為度。

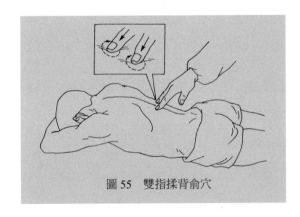

圖 55　雙指揉背俞穴

（2）辨證治療：對病久體弱者可加背部捏脊法 3~5 遍，按揉足三里穴 1~2 分鐘。

對咳喘甚者可加雙指按揉定喘穴（大椎穴旁開 0.5 寸）和指揉魚際

穴各 1~2 分鐘。

【自我保健】

以上方法，可每日早、晚各 1 次。

（1）推摩胸廓（圖 56）：以左手全掌
推摩右側胸廓，作自上而下，由中間向
外側的推摩，反之以右手全掌推摩左側
胸廓；左右各 2~3 分鐘。

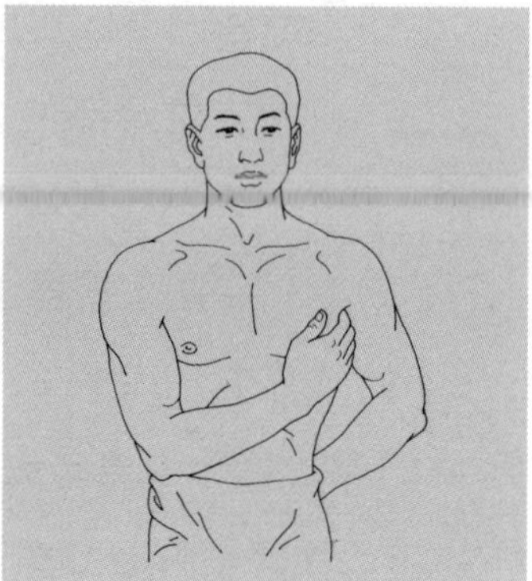

（2）揉摩中脘：以全掌置於上腹中
脘部作順時針方向揉摩 2~3 分鐘。

（3）按揉中府：以魚際部位置於中

圖 56　推摩胸廓

府穴上按揉 1 分鐘。左手操作右側穴位，右手操作左側穴位。

（4）呼吸訓練：任何體位均可，關鍵是全身肌肉要放鬆，形態自
然，思想集中，要做到"深吸慢呼"，即緩慢地深吸氣而後再緩慢地呼
氣。一呼一吸為 1 次，每次可做 30~50 次。

【注意事項】

（1）戒煙，注意保暖，防止感冒及其他呼吸道疾病。

（2）加強身體素質訓練，可堅持散步，慢跑或打太極拳和自我
保健。

（3）發作期注意休息和配合藥物治療。

【每日練習】

1. 何謂慢性支氣管炎？
2. 如何做慢性支氣管炎的自我保健？

週 5

冠心病

冠心病是指冠狀動脈粥樣硬化性心臟病,為中老年人最常見的心血管疾病。中醫學將冠心病隸屬於"胸痹"、"真心痛"的範疇。中醫認為本病是胸陽不振,氣機閉塞則胸悶、胸痛。同時因胸中臟腑失卻陽氣的溫煦,致陰寒內盛,陽氣阻滯則津液不能運化輸佈,易生痰濁,痰濁寒氣交阻,致血脈不通,形成瘀血。瘀血形成,則此時胸痛更加劇烈,甚則胸痛徹背。

【臨床表現】

患者常有心前區悶脹不適,氣短乏力,動則氣急,每當勞累或陰雨氣壓較低時,胸骨後可出現縮窄性或針刺樣或刀割樣疼痛。

嚴重者可出現突發性心絞痛,並可向左肩背、左上肢放射。劇痛時,伴有出汗,面色蒼白,四肢厥冷,血壓下降,甚至可發生休克、心衰以致猝死。

【治療】

心肌慢性供血不足和穩定型心絞痛是推拿治療的適應證。經臨床研究，推拿能降低心肌耗氧量和提高心肌的供血量，從而起到一種輔助治療的目的。

（1）治療法則：活血化瘀，溫通心陽，補氣養心，改善心臟供血。

（2）常用穴位及部位：膻中、期門（左）、郄門（心包經穴，腕橫紋上 5 寸）、內關、陰郄（心經穴，神門上 0.5 寸）、神門、心俞、膈俞、厥陰俞、至陽、太溪等穴，及左側前胸部。

（3）常用手法：揉法、摩法、擦法等。

（4）操作方法如下：

1）基本操作：患者取仰臥位，醫者坐於右側，先施指摩法於膻中穴、左期門穴（寬胸理氣、解鬱除煩）及左側前胸部 5~8 分鐘，手法宜輕快柔和。

繼上體位分別指揉上肢郄門、神門或內關、陰郄這兩組穴位，每穴指揉 1~2 分鐘。再指揉雙側太溪穴 1~2 分鐘。

患者取坐位，雙臂向前俯伏於桌子上，醫者位於患者後側方，以雙指揉法分別對心俞、膈俞、厥陰俞等背俞穴進行按揉，每穴 1~2 分鐘。再以指揉法於至陽穴（督脈經第七胸椎棘突下）1~2 分鐘。最後取擦法於心俞穴及至陽穴（均為左右橫向摩擦），以熱為度，具溫煦心陽之功效。

2）辨證治療：心痛急性發作時，當然首選各類中西急救藥物。在應用藥物治療的同時，可在背部膀胱經俞穴上尋找壓痛點或敏感點（酸脹最明顯處），施以指揉法，待心痛緩解後，再按上述基本治法操作。

心悸胸悶甚者，可先指揉郄門、陰郄穴，每穴各 1~2 分鐘，再指揉膻中穴 1 分鐘左右。

【自我保健】

（1）胸外部推摩法：體位自選，可立，可坐，也可仰臥，關鍵是自如應手，便於自我操作。患者以右手全掌貼於心前區（左側胸部中下段）做順時針方向的推摩運動，1~3分鐘。

（2）指揉手穴法：先以左手中指指端去揉右手內關、神門穴，每穴各1分鐘；再以右手中指指端去揉左手內關、神門穴，每穴各1分鐘。指揉手穴時以有酸脹得氣感為佳，但不強求。

【注意事項】

（1）要保持心情舒暢，注意精神調節，不要過度勞累。

（2）飲食清淡，戒煙、酒。

（3）適當體育鍛煉，以不疲勞為原則。

【每日練習】

1. 何謂冠心病？
2. 哪一類冠心病可適應推拿治療？怎樣治療？

第六週

週 1

腹瀉

　　中醫學認為腹瀉病因有感受外邪、飲食所傷、情志失調、脾胃虛弱等，而脾虛濕勝是導致本病發生的重要因素。中醫推拿擅長醫治功能性腹瀉，也就是以腸道功能性失調為主的全身性疾病，在臨床又稱為過敏性結腸炎、結腸神經症等。

【臨床表現】

　　（1）腹痛：常有不定時之臍周或左下腹疼痛，輕則腹部脹痛，重則痙攣性絞痛。腹痛多發生於餐後，伴強烈便意，常在排氣或大便後腹痛能自然緩解。

　　（2）排便異常：腹瀉與進餐、情緒波動有關，亦可出現腹瀉與便秘交替性發作。排便稀薄，無膿血，但常帶有黏液。

　　（3）消化系統症狀：厭食，噁心、嘔吐、噯氣；腹脹、矢氣，便後即能緩解。

　　（4）全身症狀：精神焦慮、抑鬱，疲乏失眠，手足濕冷多汗，食慾減退，全身無力、消瘦等。

【治療】

（1）治療法則：補益脾胃，固澀止瀉。

（2）常用穴位及部位：中脘、氣海、關元、天樞、足三里、脾俞、胃俞、大腸俞、八髎等穴，及腰骶部和腹部。

（3）常用手法：摩法、按揉法、擦法等。

（4）操作方法：患者取仰臥位，醫者位於其右側，先用右手在患者全腹施以逆時針方向摩法 2~3 分鐘，再以食、中兩指分別置於天樞穴作雙指揉 3~5 分鐘。然後分別對中脘及氣海、關元穴施掌摩法 3~5 分鐘。最後指揉雙側足三里穴各 1~2 分鐘。

患者取俯臥位，醫者位於其左側，用食、中兩指分別置於兩側脾俞、胃俞、大腸俞、八髎作雙指揉，每穴 1~2 分鐘。最後醫生可用小魚際橫向擦八髎穴、脾俞、命門等部位。

【自我保健】

患者仰臥位，雙手重疊，以全掌分別對下腹部和上腹部作逆時針方向的揉摩法，3~5 分鐘。操作時以有熱感透入腹內為好。繼以上體位分別指揉中脘、天樞穴各 1 分鐘。

取坐位，對雙側足三里穴作指揉法，約 1 分鐘。

【注意事項】

（1）解除患者心理障礙，消除思想負擔。

（2）節制飲食，講究衛生，忌食生冷油膩和刺激性食物。

【每日練習】

慢性腹瀉如何進行推拿治療？

便秘

便秘是指大便秘結，中醫學認為便秘之症，主要在於肺、脾、腎三臟。肺熱移於大腸，導致大腸傳導失司而成便秘；脾虛失於運化，糟粕內滯，可形成便秘；腎精虧耗，腸道乾澀亦可形成便秘。中醫推拿對於功能性便秘有較好的治療效果。

【臨床表現】

大便次數減少，糞便量少，質硬而乾燥，排便困難。在左下腹降結腸部位可觸到積存在腸道內的糞塊並伴輕壓痛。因便秘過久，體內糞毒素的積累導致疲乏無力、頭痛、頭暈、腹痛、腹脹、食慾減退；也可引起痔瘡、肛裂等疾患。

【治療】

（1）治療法則：增強腸動力，促進正常排便。

（2）常用穴位及部位：大橫、氣海、關元、左側中下腹、脾俞、胃俞、大腸俞、八髎、支溝、足三里等。

（3）常用手法：摩法、指揉法、按揉法、擦法等。

（4）操作方法如下：

1）基本操作：患者取仰臥位，醫者坐於其右側，先在上腹部用輕快的指摩法，1~2分鐘後，逐漸向下腹過渡。在下腹部氣海、關元處用全掌或魚際按揉2~3分鐘。繼而按結腸部位從右下腹起沿升結腸、橫結腸、降結腸的走向（圖57）按步驟施以魚際按揉法3~5分鐘。

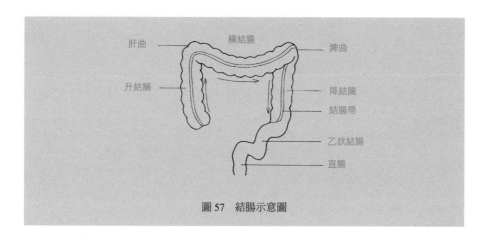

圖57　結腸示意圖

再以左側大橫穴為重點作指揉法1~2分鐘；再按降結腸（左側中下腹）的解剖位置作自上而下的魚際按揉法2~3分鐘。最後以手掌摩腹部結束腹部治療。

患者繼仰臥位，醫者以雙手指揉雙側支溝穴各1分鐘，再按揉左右足三里穴各1分鐘。

患者取俯臥位，醫者以雙指揉法施於背俞穴，取脾俞、胃俞、大腸俞、八髎等穴為重點，每穴指揉1~2分鐘。

接上勢，用小魚際擦法為主，作由上而下的擦法；擦法所施部位為督脈經腰骶段及兩側八髎穴。

2）辨證治療：食慾減少、胸腹痞滿、噯氣者，加強揉摩中脘，搓脅肋，按揉內關。肛疾者，指揉長強1~2分鐘，並加強八髎穴的指揉。

【自我保健】

（1）摩腹：患者仰臥，雙手重疊，用全掌對腹部作順時針方向的摩動 8~10 分鐘。

（2）揉穴：分別對支溝、足三里穴作指揉法，每穴 1 分鐘。

【注意事項】

（1）養成飲水習慣，特別是在每天清晨可飲 300~500 毫升淡鹽水；多食蔬菜、水果及其他多纖維食物。

（2）養成定時排便的習慣，即使無便意，也應堅持定時去廁所蹲坐。

（3）可加強腹肌及體育鍛煉。有肛疾者可作提肛鍛煉。

（4）不要隨意亂用瀉藥。

【每日練習】

1. 何謂便秘？其主要臨床表現有哪些？
2. 便秘如何進行推拿治療？

慢 性 膽 囊 炎

本病多見於成年肥胖女性。在臨床上膽囊炎和膽石症常互為因果，相互伴發。中醫學認為本病主要成因在於肝氣鬱結，疏泄不暢，逐漸積滯而成瘀血，阻塞脅絡，而發生右側脅肋部疼痛。

【臨床表現】

患者常自覺右側季肋部脹痛不適，輕者如針刺，重者可如刀割樣絞痛，並可向右肩胛放射，易為飽餐或高脂肪飲食後誘發。同時伴有消化不良、噁心、嘔吐。右上腹肌緊張、壓痛、叩擊痛，根據炎症的輕重可出現有不同程度的肌衛。

【治療】

（1）治療法則：舒肝利膽，解鬱止痛。

（2）常用穴位及部位：日月（右）、章門（右）、膈俞、肝俞、膽俞、陽陵泉、膽囊穴、丘墟等穴，及右季肋部、上腹部。

（3）常用手法：按法、摩法、揉法、分推法、擦法、搓法等。

（4）操作方法如下：

1）基本操作：患者取左側臥位，醫者坐於其背部，在右側季肋部用輕快的摩法 3~5 分鐘，並分別對日月、章門、期門諸穴用指揉法各 1 分鐘。

患者取仰臥位，醫者坐其右側，對上腹部及右側季肋部用魚際揉法或全掌揉法各 1 分鐘。並對下胸及上腹部施以分推法 20~30 次。再按揉陽陵泉、膽囊、丘墟諸穴各 1 分鐘，以有酸脹得氣感為度。

患者取俯臥位或坐位均可，用食、中指或拇指對膈俞、肝俞、膽俞等背穴施以指揉法，每穴約 1 分鐘。

最後擦膽囊部，以熱為度，搓兩肋結束治療。

2）辨證治療：對膽囊炎疼痛甚者，先在肢體遠端陽陵泉、膽囊穴附近尋找敏感的壓痛點，找到痛點後以相對重而柔的按壓或按揉法予以刺激，可達到緩急止痛之功效。對消化道症狀明顯者可加強揉中脘和按揉足三里穴。

【自我保健】

（1）推摩右季肋：以全掌在右季肋部作由內向外的推摩動作 3~5 分鐘。若一手疲勞後，可自然更換另一手繼續操作。

（2）指揉腹穴：可對中脘、章門（右）、期門（右）作指揉法，每穴約 1 分鐘。

（3）指揉肢體穴：指揉陽陵泉、膽囊穴各 1 分鐘。

【注意事項】

（1）調節飲食，不食油膩和不易消化的食物。

（2）對疾病較重，影響生活和工作者可考慮手術治療。

1. 慢性膽囊炎的主要臨床表現有哪些？

2. 慢性膽囊炎如何進行推拿治療？

胃部手術後遺症

當胃部手術後較晚時期發生的解剖生理、營養代謝和吸收諸方面的障礙，均稱為胃部手術後遺症。胃部手術後遺症較多，本文選用以推拿療法能夠醫治的幾種疾病。

（1）殘胃運動障礙：正常的胃有蠕動功能，可以完成貯存、搗拌、消化和向十二指腸輸送食糜的功能。在胃部切除後，常可因暫時性殘胃運動障礙而導致胃張力降低，排空減弱，造成瀦留或擴張。

在臨床上常於術後開始進食的 1~2 天，出現上腹脹痛、噁心、嘔吐等症狀，並可持續 10 多天至數週後自行緩解。胃腸鋇餐 X 線檢查可見胃張力降低和蠕動減弱，並出現胃瀦留與擴張。

（2）傾倒綜合征：傾倒綜合征又稱為"餐後早發綜合征"，多發於在術後第一至第三週患者開始飲食時，也可能在進餐（尤其是進食大量碳水化合物）中發生。上腹飽脹不適、溫熱、噁心，有時伴噯氣、嘔吐、腹鳴脹氣，有時有急迫排便感等。與胃腸道症狀發生的同時，可出現頭暈、眩暈，偶至暈厥，極度軟弱，大量汗出，面色蒼白，嚴重者血壓降低，以致不得不立即停止進食。

（3）胃切除後營養不良：胃切除術後引起胃腸的解剖生理改變和

營養吸收障礙，而產生腹瀉、體重減輕、貧血和維生素缺乏症等一系列臨床症狀，稱之為胃切除後營養不良。

【治療】

推拿療法對消化系統的疾病，特別是一些胃腸手術後的疾病，可以起到藥物所不能達到的作用。接受推拿治療時間一般以術後四週為宜。

（1）治療法則：健脾胃，促吸收，增強胃功能。

（2）常用穴位及部位：中脘、梁門（左）、梁丘（髕骨外上緣直上2寸）、足三里、下巨虛（胃經穴，外膝眼下9寸、脛骨前嵴外側一橫指處）、內關、胃俞、脾俞、三焦俞、上腹、脊柱。

（3）常用手法：指揉、掌揉、二指揉、擦法、捏脊法等。

（4）操作方法：患者取仰臥位，醫者坐於其右側；先以輕而柔和的全掌在上腹部施以掌揉法，力不可大，讓患者對手法治療有一個適應過程，大約1分鐘；繼而分別在中脘穴及左側梁門穴施以指揉法，力量同樣也不能大，以患者有舒適感為宜，每穴2~3分鐘；再在上腹部施以掌揉法2~3分鐘。而且可將穴位與部位的治療交替反覆操作，整個腹部操作治療時間約20分鐘為妥。

繼續仰臥位，分別指揉雙側內關穴各1~2分鐘。分別指揉梁丘、足三里、下巨虛諸穴各1~2分鐘。

患者取俯臥位，醫者位於（坐與立相結合）其右側，分別對脾俞、胃俞、三焦俞行雙指揉法，以有酸脹得氣感為佳。繼而分別對這些背俞穴施以小魚際擦法（橫向），以熱為度。最後再從骶尾部開始施捏脊法，經腰、胸段至頸胸段，3~5遍。在脾俞、胃俞穴處可加強捏脊法的力度，或加以提捏，可增強手法對穴位刺激的力量。

（1）單手順時針方向揉摩全腹約 1 分鐘。

（2）雙手重疊，以全掌置於中上腹和左上腹，作順時針方向的揉摩運動 3~5 分鐘。

（3）分別以雙手拇指指揉梁丘穴 1~2 分鐘。

（4）分別以雙手食指指揉足三里穴 1~2 分鐘，均以有得氣感為佳。

【注意事項】

（1）胃切除術後應給予高熱量、易消化的營養食物。

（2）宜少食多餐為主，輔以食醋，既能助消化又能殺菌，但勿多食！

（3）要做到細嚼慢嚥，以減輕胃臟負擔。

（4）傾倒綜合征患者要忌食大量碳水化合物！要養成在餐間飲湯或空腸時飲水的習慣。進餐後最好能躺臥休息片刻。

（5）對餐後遲發綜合征患者，發作時稍進食糖類食品即可緩解症狀。

（6）忌煙、酒，勞逸結合，生活要有規律。

【每日練習】

1. 胃部手術後遺症如何推拿治療？
2. 胃部手術後遺症有哪些注意事項？

——————— 週 5 ———————

面 神 經 炎

本病是莖乳突孔內（面神經管）面神經急性非化膿性炎症引起的周圍性面癱，或稱為"貝爾麻痹"。多為一側性。任何年齡均可發病，以年輕男性較多。中醫學認為本病易發生於氣血虛弱者，復感風寒之邪，顏面經脈氣血凝滯，不能濡養筋脈而致，有口眼歪斜、面癱之稱。

【臨床表現】

患者往往是在清晨起床洗漱時發現口角歪斜。

患側面部表情肌癱瘓：前額皺紋消失，眼裂擴大，鼻唇溝平坦，人中溝偏歪，口角下垂，面部被牽向健側。進餐時食物易殘留在患側齒頰間隙內，並常有口水自該側口角淌下。可伴有舌前 2/3 味覺減退或消失，淚點隨下瞼外翻有淚外溢。同側內耳、乳突部疼痛等。

【治療】

（1）治療法則：祛風通絡，活血散瘀。

（2）常用穴位及部位：印堂、四白、陽白、睛明、太陽、地倉、頰車、迎香、人中、承漿、風池、合谷等穴，及眼輪匝肌、口輪匝肌、面部和乳突部。

（3）常用手法：指揉法、魚際揉法、拿法、摩法、抹法、捏法等。

（4）操作方法：患者取仰臥位，醫者坐於其右側，先在患側面部諸穴如太陽、四白、陽白、地倉、頰車、迎香運用指揉法；繼而施魚際揉法於患側面部，並可將指揉與魚際揉交替重複使用約 10 分鐘。原則上患側手法施用時力度相對較大，要有得氣感。

繼以上體位對眼輪匝肌、口輪匝肌施以抹法（圖 58），並結合穴位指揉和面部魚際揉 2~3 分鐘。再施面部捏法（圖 59）和指摩患側乳突部（圖 60）1 分鐘，拿風池 5~10 次。

最後對健側面部施以輕快柔和的魚際揉法 3~5 分鐘，拿合谷結束治療。

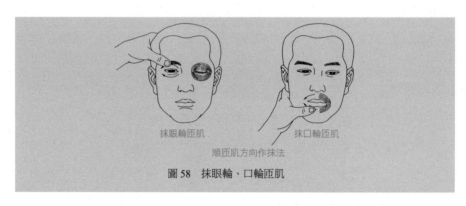

圖 58　抹眼輪、口輪匝肌

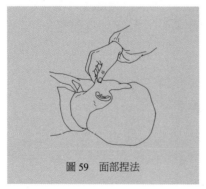

圖 59　面部捏法

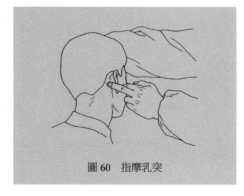

圖 60　指摩乳突

（1）每日對面部癱瘓肌肉用手去揉、捏。

（2）重點揉風池，拿合谷，揉頰車，抹口輪、眼輪部肌肉。

（3）可借助電吹風對癱瘓側肌肉和乳突部進行熱療。

【注意事項】

（1）面部操作時醫者不可留指甲！手法技能不熟練者可加用治療巾，以防止破皮。

（2）可使用眼罩、眼膏、眼藥水來保護暴露的角膜及防止結膜炎。

（3）局部注意保暖，尤其是冬季外出，要戴口罩。

（4）患病後請及早醫治，使神經功能早日康復。

【每日練習】

周圍性面癱如何進行推拿治療？

第七週

痛 經

　　痛經是婦女常見病之一，尤以青年婦女為多見。月經初潮即開始痛經者，稱為原發性痛經。初潮以後，經過一段時間才發生痛經者，稱為繼發性痛經。中醫學認為，本病多由氣滯血瘀、寒濕凝滯，或濕熱蘊結等因素所致。氣機運行不暢，經脈瘀滯，不通則痛，而產生小腹疼痛。

【臨床表現】

　　常在行經前數日，或月經來潮後的第一天開始出現小腹疼痛，並有些患者可伴有腰骶部疼痛、兩乳脹痛、行經不暢等，於月經來後症狀可逐漸減輕並消失。當痛經發作時，常伴有其他全身症狀，如性情急躁、噁心、嘔吐、頭暈、手足發涼等。當月經過後，疼痛等諸症自然消失。痛經甚者可見有面色蒼白、大汗淋漓、呈痛性休克狀態，無法從事正常工作和學習。

【治療】

　　推拿對本病的治療應是月經前兩週，隔日 1 次，連續兩週。待行經後下一周期前兩週再作治療。

（1）治療法則：行氣活血，溫經散寒，祛瘀止痛。一般連續三個月為一療程以觀其效。

（2）常用穴位及部位：關元、血海、陰陵泉、三陰交、八髎、調經(經外奇穴，於足底湧泉外側第四、五蹠骨間)等，及小腹和腰骶部。

（3）常用手法：摩法、指揉法、拿法、擦法等。

（4）操作方法如下：

1）基本操作：患者取仰臥位，醫者坐其右側，先取指摩法施於小腹部，以關元為中心作順時針方向摩動，手法不要求力度，以輕柔為貴。繼而對關元穴施指揉法，以有酸脹得氣感為佳。同時可以摩法和指揉法交替在小腹操作約 10 分鐘。

繼以上體位指揉血海、陰陵泉、三陰交調經諸穴，每穴 1~2 分鐘。以血海、三陰交為主穴，可加強手法刺激量和時間，在指揉時可時輕時重，輕重交替使用。

患者取俯臥位，醫者坐其右側，對八髎穴逐一施指揉法即可。

2）辨證治療：屬氣滯血瘀者，可在基本操作基礎上，加揉摩脅肋和指揉肝俞、膈俞。寒濕凝滯者，可多揉小腹，並可加擦八髎穴均以熱為度。

【自我保健】

（1）取仰臥位，雙手重疊，以手掌置於小腹作順時針方向的按揉 3~5 分鐘。堅持每日做 1~2 次。

（2）分別指揉血海、三陰交每穴各 1~2 分鐘。堅持每日做 1~2 次。

【注意事項】

（1）加強體質鍛煉，注意經期衛生。

（2）痛經發作期，應臥床休息。經期要保暖，夏日睡眠不能貪涼，經期避免冒雨涉水和劇烈運動。飲食宜溫熱，勿過食生冷瓜果、冷飲和酸辣等刺激性食物。

（3）經前和經期應保持心情愉快，避免爭吵和精神刺激，消除緊張和恐懼心理。

（4）對久經醫治但療效不顯著者，應作婦科檢查以明確原因。

【每日練習】

1. 何謂痛經？臨床上分哪兩類？
2. 痛經推拿時間如何安排？怎樣治療？

週 2

急性乳腺炎

急性乳腺炎是婦女在哺乳期的乳房紅腫、疼痛、排乳不暢的一種病變，俗稱為"奶癤"。中醫學認為本病形成是因為肝氣不舒，肝胃不和，乳汁積聚而致，名曰"乳癰"。因乳腺炎的特點是乳腺管不通暢，乳汁積聚，因而推拿是一種較有效的外治法。

【臨床表現】

患側乳房紅、腫、熱、痛、排乳不暢，觸診檢查時可發現有明顯結塊和觸痛。結塊大小與疾病的輕重成正比，結塊越大往往代表乳腺管受阻塞的範圍也越大；反之結塊小，說明乳腺管受阻塞的範圍也較局限。

除局部症狀外常伴有嚴重的全身性症狀：如發熱、畏寒、頭痛、全身關節酸痛、不思飲食等。患側腋下淋巴結腫大，觸痛。若不及時治療，發熱不退，常可形成膿腫，此時必需手術排膿方可有效。

【治療】

（1）治療法則：消腫散結，促使乳管暢通。

（2）常用穴位及部位：膻中、章門、期門、肝俞、膈俞、曲池、三陰交等穴，及乳房。

（3）常用手法：摩法、指揉、分推法等。

（4）操作方法如下：

1）患者取坐位，醫者坐於左後側，先以二指揉法施於肝俞、膈俞穴各 1~2 分鐘。醫者冉站於後側雙手於章門、期門的脅肋部施以指摩法（圖 61）1~2 分鐘。

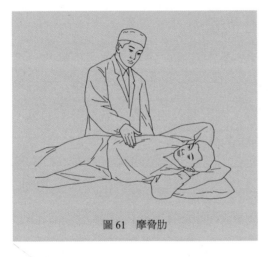

圖 61　摩脅肋

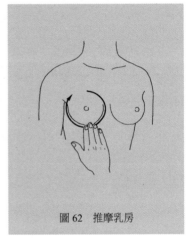

圖 62　推摩乳房

2）患者取仰臥位，醫者坐於其右側，先於膻中穴用指摩法 1~2 分鐘，再分推膻中穴 10~20 次。

3）繼以上體位，醫者以全掌對乳房施推摩法（圖 62）。以右乳房為例：從內下方→外下方→外上方→內上方，作順時針方向的全掌推摩 2~3 分鐘。而後改用指揉法，以結塊為中心向四周推揉 3~5 分鐘。並可將全乳房的推摩法與以結塊為中心的推揉法結合起來交替應用。因患者乳房腫痛明顯，故手法一定要輕而柔和！這是醫治乳腺炎的主要手法，一定要認真、嚴肅施治。

（4）輔以對曲池、三陰交諸穴施指揉法，每穴約 1 分鐘。發熱者曲池按揉可加強些。

【自我保健】

　（1）指揉膻中、三陰交約 1 分鐘。

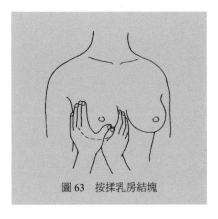

圖 63　按揉乳房結塊

　（2）全掌推摩乳房 2~3 分鐘。

　（3）乳房外上拿捏法。能忍受、有毅力者，可自己按揉乳房結塊 2~3 分鐘。亦可請丈夫或家人幫助按揉乳房結塊（圖 63）。

【注意事項】

　（1）養成定時哺乳的良好習慣，一方面要注意嬰兒口腔衛生，另一方面在哺乳前後應保持乳房特別是乳頭衛生。

　（2）可選用熱毛巾或暖水袋敷患部，使其消散。

　（3）可用吸奶器定時將積聚的奶汁吸出，以減少奶汁的積聚和促使乳腺管的通暢。

　（4）對嚴重患者，全身症狀又較明顯，應以針藥並用，必要時需作手術處理。

【每日練習】

1. 何謂急性乳腺炎？有哪些注意事項？
2. 急性乳腺炎的治療法則是甚麼？怎樣推拿治療？

週 3

肩周炎

本病泛指肩關節周圍軟組織（含關節囊、滑液囊、肌肉、肌腱、腱鞘、韌帶等）的無菌炎症或退行性改變而致肩部疼痛，肩關節活動日趨受限的一種慢性病變。中醫稱之謂"漏肩風"。日本稱"五十肩"、"凍結肩"等。常見於 50 歲左右的中老年人，女性多於男性。但近 10 年來發現本病的發病年齡有年輕化的傾向。中醫學認為，本病的發生是由於長期勞損和氣血不足，再加上風寒濕外邪的侵襲，血不養筋，筋脈拘急廢用所致。

【臨床表現】

多為單側發病，極少數患者雙側同時發病。初期從肩部隱痛，發展到持續性疼痛。疼痛範圍廣泛，劇烈者呈刀割樣，常可放射至臂部，畫輕夜重，夜間常可因睡眠體位不當而痛醒不能入睡。白天常可因勞累、牽拉、碰撞、受寒等因素而肩痛加劇。

肩關節活動受限是全方位（前屈、後伸、內收、外展、內旋、外旋及環轉）的，逐漸加重。患者常可因肩痛和活動受限失去正常梳頭、穿衣、繫腰帶等基本生活自理能力，十分痛苦。後期因肩關節周圍軟組織廣泛粘連，關節僵硬、運動功能喪失，出現肩部肌肉萎縮，尤以三角肌最為明顯。

在體徵方面有"扛肩"現象（圖64），在肩峰、喙突或肱二頭肌長頭等肩關節周圍有明顯壓痛。

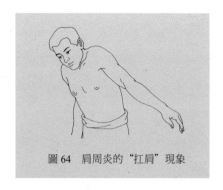

圖64　肩周炎的"扛肩"現象

【治療】

（1）治療法則：舒經通絡，鬆解粘連，滑利關節。

（2）常用穴位及部位：肩髃、肩內陵、肩貞（此三穴亦稱"肩三穴"）、天宗、肩井、曲池、阿是穴等，以及肩部。

（3）常用手法：㨰法、指揉法、掌根揉法、拿法、搓法、抖法、搖法，及關節運動法。

（4）操作方法如下：

1）患者取仰臥位，醫者立於其右側（以右肩關節操作為例），在上臂的前緣用㨰法（或掌根按揉法）至肩前，並上下往返3~5次，可適當配合做肩關節外展和外旋的被動運動。繼而㨰法移至肩外側三角肌部，在一手做㨰法時，另一手托肘部配合做肩關節內收的被動運動。

2）患者取坐位，醫者立於其患側身後，一手在肩外側部作㨰法治療，另一手握住患肢的遠端作肩關節後伸、內旋臂、屈肘的被動運動（圖65）。

3）患者取坐位，醫者立於其患側，指揉肩三穴、天宗、阿是穴，搓肩，拿曲池，搖肩關節，抖上肢，拿肩井結束治療。

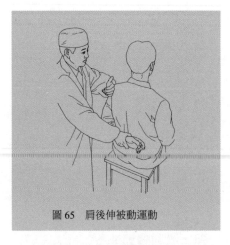

圖 65　肩後伸被動運動

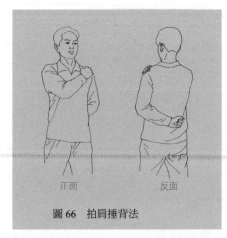

正面　　　　　反面

圖 66　拍肩捶背法

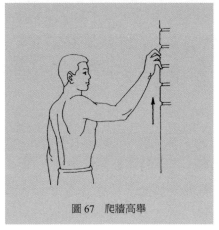

圖 67　爬牆高舉

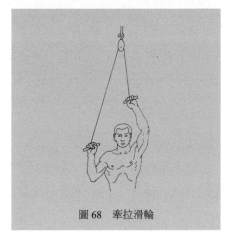

圖 68　牽拉滑輪

【自我保健】

（1）拍肩捶腰法：患者兩足分開與肩等寬，雙手自然下垂，以軀幹的左右旋轉帶動上肢拍肩和捶腰的運動（圖 66）。向左旋轉時，左手以空拳的拳背捶腰，而右手以手掌去拍肩關節。反之，向右旋轉時，右手以空拳的拳背捶腰，而左手以手掌去拍肩關節。左右交替做四個八拍。

（2）背後拉腕法：患者取立位，患肢向後並內旋手臂做向後摸脊的動作；健手亦同樣向後去拉患肢的腕部，並儘可能地向健側、向腰、胸段方向一一拉動，或做爬牆高舉（圖 67）、牽拉滑輪（圖 68）等各種方向的關節運動方法。

【注意事項】

（1）肩部注意保暖，夏季不要沖洗冷水澡，冬天應加用護肩。

（2）堅持關節的功能鍛煉，一定要持之以恆。

【每日練習】

1. 何謂肩關節周圍炎？

2. 肩關節周圍炎如何進行推拿治療？

網球肘

網球肘，又稱"肱骨外上髁炎"，是肘關節外上髁局限性疼痛，並影響臂腕功能的慢性、勞損性的疾病。本病的發生，與職業、工種有關，類似的情況亦可見於肱骨內上髁，但較少，治療方法相同。

【臨床表現】

肘關節外側局限性疼痛，可向前臂放射，常影響握持工具，無力擰乾毛巾。肱骨外上髁有局限性壓痛點，或在肱橈關節處或環狀韌帶處。前臂抗阻力的屈曲和旋轉可使疼痛加重。患者握力減弱，且有無力感，但肘關節不腫大，肘關節屈伸範圍不受限制。X線檢查多屬正常肘關節。

【治療】

（1）治療法則：理筋通絡，解痙止痛。

（2）常用穴位及部位：曲池、手三里、阿是穴，及肘外側部和前臂。

（3）常用手法：滾法、按揉法、彈撥法、擦法，及關節運動法等。

（4）操作方法（以右肘為例）：

1）患者取坐位，患臂外展前屈位，擱置於治療桌上，肘關節微屈，肘下墊枕，醫者立於其右側。在前臂橈側肌羣用滾法，同時配合前臂旋前、旋後的被動運動。重點在肱骨外上髁處用㨰法，並配合肘關節屈伸的被動運動（圖69）。這兩者可交替重複操作，約 10 分鐘。

2）一手托住患側肘部，另一手握住患側腕部做肘關節屈伸的被動運動。

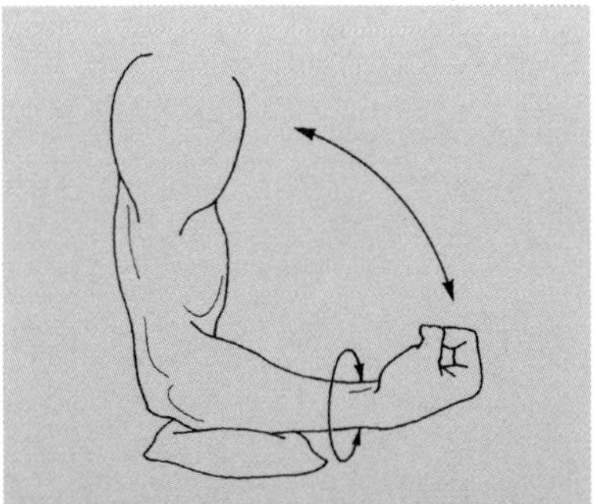

圖 69　網球肘手法與被動運動示意圖

3）按揉阿是穴、曲池、手三里穴，每穴約 1 分鐘。彈撥橈側伸腕肌，拿橈側伸腕肌，擦橈側伸腕肌及肱骨外上髁。痛甚者、病程較久者可加熱敷於肱骨外上髁。

【自我保健】

（1）以健側掌根按揉患肢橈側伸腕肌 2~3 分鐘。

（2）指揉阿是、曲池諸穴各 1 分鐘。

（3）擦肱骨外上髁及橈側伸腕肌，以熱為度。

【注意事項】

（1）注意局部保暖。減輕勞動強度，注意勞逸結合。

（2）推拿治療不要過強的刺激，以免產生新的損傷。

（3）堅持治療和自我保健。

【每日練習】

何謂網球肘？怎樣自我保健？

週 5

腱鞘炎

　　腱鞘（圖70）是一種保護肌腱的滑膜鞘，可支援韌帶，避免骨骼和其他組織對肌腱的摩擦和壓迫，從而使肌腱有充分的活動度。因肌腱在腱鞘上較長時間的過度摩擦後，滑膜呈現水腫、增厚、滲出等炎症性變化，反覆創傷或炎症遷延日久以後，則會出現纖維結締組織增生、粘連、增厚等變化，腱鞘管的壁增厚，肌腱與管壁之間可有索狀粘連，肌腱受到增厚的腱鞘壓迫並呈葫蘆樣腫大，當肌腱通過狹窄的骨纖維管道即發生交鎖或彈響症狀（圖71），這就是狹窄性腱鞘炎。腕、手部常見的狹窄性腱鞘炎，根據發病的具體部位有橈骨莖突部狹窄性腱鞘炎、指屈肌腱腱鞘炎、橈側伸腕肌腱周圍炎等。本病多見於手工操作者，女性多於男性。

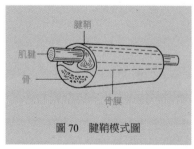

圖 70　腱鞘模式圖

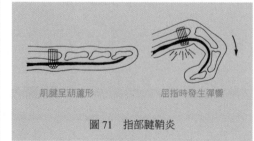

圖 71　指部腱鞘炎

【臨床表現】

（1）橈骨莖突部狹窄性腱鞘炎：主要表現為橈骨莖突處局限性疼痛，起病緩慢，逐漸加重，拇指無力，伸拇受限；腕部若向尺側方向運動則疼痛加重。橈骨莖突部位有輕度腫脹、壓痛，握拳尺偏試驗陽性為本病特有體徵。

（2）指屈肌腱腱鞘炎（"彈響指"或"扳機指"）：本病早期僅於晨起或工作勞累後手指活動受限，掌指關節的掌側有局限性疼痛或酸痛。隨著腱鞘狹窄和肌腱受壓呈葫蘆狀膨大，當肌腱滑動時，膨大部分不能或難以通過狹窄的腱鞘，手指則停留在伸直位或屈曲位而產生交鎖現象，若用力推扳使肌腱膨大部分強行擠過狹窄的腱鞘，則發生扳機樣的動作或彈響。

（3）橈側腕伸肌腱周圍炎：腕背部疼痛，前臂伸側下 1/3 橈面腫脹隆起。橈側伸腕肌壓痛，並見該肌腱呈條索狀腫脹，於前臂伸側下 1/3 處可發現捻髮音。

【治療】

（1）治療法則：舒筋通絡，滑利關節。

（2）常用穴位及部位如下。

1）橈骨莖突部狹窄性腱鞘炎：曲池、手三里、列缺、合谷，及橈骨莖突部。

2）指屈肌腱腱鞘炎：內關、外關、阿是穴。

3）橈側伸腕肌腱周圍炎：手三里、外關、內關，及前臂伸側橈面。

（3）常用手法：㨰法、按揉法、捻法、抹法、擦法等，及熱敷法和關節被動運動法。

（4）操作方法如下：

1）橈骨莖突部狹窄性腱鞘炎：患者取坐位，患肢置於治療桌上，腕下墊枕，醫者立於其一側，在前臂橈骨莖突處施以揉法，由輕而重，繼而在揉法治療的同時，配合做握拳尺偏的被動運動 10~15 次。然後在列缺、合谷、曲池、手三里諸穴分別給予指揉法約每穴 1 分鐘。再在壓痛處做垂直於該肌腱方向的彈撥手法 10~15 次。最後以擦法施於橈骨莖突部。

2）指屈肌腱腱鞘炎：體位同上，在前臂掌側，尤其是手掌病變部施以揉法，可適當配合屈腕和諸指的屈伸運動 5~10 分鐘。繼而在掌指關節的掌側指屈肌腱壓痛膨大部位施以指揉和彈撥，並配合掌指關節屈伸的被動運動；抹指屈肌腱，捻指屈肌腱，搖動掌指關節。

3）橈側腕伸肌腱周圍炎：體位同上，在前臂伸肌腱處施以揉法，從肘關節至腕關節，同時配合前臂旋前、旋後和腕關節屈伸的被動運動 10 分鐘左右，指揉內關、外關、手三里和阿是穴。指揉時手法刺激不宜太大。最後彈撥和擦法結束治療。

【自我保健】

（1）橈骨莖突部狹窄性腱鞘炎：指揉列缺穴 2~3 分鐘，並配合做握拳尺偏運動。以手掌擦橈骨莖突部，見熱即止。

（2）指屈肌腱腱鞘炎：在指屈肌腱壓痛點作指揉 2~3 分鐘。沿壓痛點作向近端和遠端的抹法，並輔以掌指關節屈伸的被動運動。

（3）橈側伸腕肌腱周圍炎：以魚際在壓痛處作揉法 3~5 分鐘。前臂做主動的旋前、旋後活動 10~20 次。對橈側伸腕肌施以擦法。

【注意事項】

（1）要注意局部保暖，勞逸適度。

（2）認真治療，積極配合，一般多能通過保守治療獲得痊癒。對頑固無效者可考慮局部封閉或手術治療。

【每日練習】

1. 何謂腱鞘炎？
2. 橈指屈肌腱腱鞘炎如何推拿治療？

第八週

腱 鞘 囊 腫

腱鞘囊腫是關節或肌腱附近某些組織的黏液變性所形成的囊腫，多附着於關節囊上或在腱鞘內與關節腔相溝通。囊壁為纖維組織構成，內膜與關節滑膜相似，囊內為膠樣黏液。囊腫呈單房性或多房性，好發於腕、踝關節背面。多見青年和中年，女性多於男性。

【臨床表現】

好發於腕背、腕掌面的橈側、足背部於足背動脈附近等處，緩慢發生或偶爾發現有高出皮膚的小腫塊，很少有疼痛，或有輕度酸痛感。在腕部，手指可有乏力感。

腫塊在皮下，高出皮膚，呈半球形，光滑，壓之有脹痛感，與皮膚無黏連，但與深處的組織附着，幾無活動性。囊腫多數張力大，少數柔軟，但都有囊性感。發生在腱鞘膜內者可呈不規則的球形，發生在手掌遠端的屈指肌腱腱鞘上者，如米粒大，硬如軟骨，手握物或按壓時可有疼痛。

【治療】

因保守治療方法都一樣，本書僅介紹腕部腱鞘囊腫的治療方法。下述療法無效或反覆發作者可手術切除。

（1）擠壓法：患者取坐位，醫者相對而立。醫者先撫摩患側腱鞘囊腫處，並有意識地上、下、左、右推移囊腫，使之有所鬆動。醫者雙手握住患者的腕關節作牽引，同時向掌側成角，以增大腕關節背側間隙；此時醫者的雙手拇指重疊按放在囊腫處（圖72），隨腕關節由掌側成角逐步向背側成角時，雙手拇指加力擠壓囊腫使之破裂，稱為雙手擠壓法。此手法當然有一熟練過程，若一次未成者，可繼續重複施用。

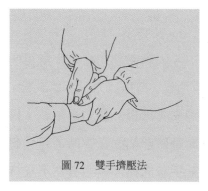

圖72　雙手擠壓法

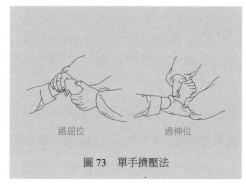

過屈位　　　　　過伸位

圖73　單手擠壓法

另一種為單手擠壓法（圖73），即醫者以一手做患側腕關節的牽引，另一手拇指在囊腫處用力擠壓。囊腫擠壓後，局部置一小棉墊，加壓包紮2~3天。

（2）刺壓法：一定要在有消毒的條件下方可進行。首先皮膚消毒後在皮下和囊腫內注入1%利多卡因2~3毫升，然後用消毒的三棱針從不同方向刺入囊腫內；再用拇指擠壓囊腫，使囊腫內容物流出，術後加壓包紮2~3天。

腕管綜合征

在腕部的掌側，由堅強的腕橫韌帶與腕骨（由鈎骨、頭骨、大多角骨、小多角骨等組成）構成骨－纖維性管道，稱為腕管（圖74）。管內有指屈肌腱和正中神經通過。當管內壓力稍有增高，正中神經受壓，產生相應的臨床症狀叫腕管綜合征。

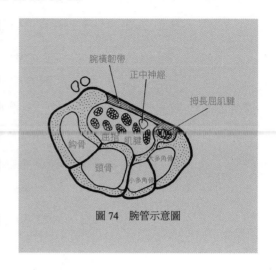

圖 74　腕管示意圖

【臨床表現】

主要症狀為患手橈側三個半手指麻木、刺痛或燒灼樣痛，常可向手或肘、肩部放射。疼痛常發生在夜間或清晨，拇指無力，活動笨拙。手部正中神經支配區的皮膚痛覺減弱或消失，拇指外展力量減弱，日久可逐步出現大魚際肌萎縮。用叩診錘叩擊腕部屈面正中時，可引起正中神經分佈區放射性疼痛。若囑患者雙手背向對，雙手自然下垂持續一分鐘，患側拇、食、中指可出現放射性麻痛。

【治療】

（1）治療法則：舒筋通絡。

（2）常用穴位及部位：內關、大陵、魚際等穴，及前臂掌側、腕掌側和手掌側。

（3）常用手法：㨰法、按法、指揉法、搖法、抹法、拿法、擦法等。

（4）操作方法：患者取坐位或仰臥位均可，醫者根據患者的體位

元可選用立位或坐位治療。先以患肢前臂掌側、腕掌側和手掌側施以
揉法；從前臂到手掌上下往返揉法，以腕掌側和手掌側部位為重點，
並配合腕關節屈曲的被動運動及少量的腕關節尺偏和橈偏的被動運
動。這樣治療大約 10 分鐘。

繼以上體位指揉內關、大陵、魚際諸穴，每穴各 1 分鐘。其中以
大陵穴為主，重點按揉，並適當配合腕關節小幅度的屈伸運動。其次
為魚際穴，同樣可用按揉法，並配合拿合谷，拿大魚際肌，腕掌部理
筋法等。如此治療 3~5 分鐘。

繼以上體位，搖動腕關節（上下方向或順時針方向、逆時針方向
轉動），抹諸手指，以拇、食、中指為主。最後以擦法施以前臂掌側、
腕掌側及大魚際部。

【自我保健】

（1）以健手指揉患肢內關、大陵、魚際、合谷諸穴。

（2）再以掌根或大魚際對患肢前臂掌側、腕掌側、手掌側做揉法。
總共治療 5~10 分鐘。

【每日練習】

1. 腕部腱鞘囊腫如何進行推拿治療？
2. 何謂腕管？何謂腕管綜合征？怎樣進行推拿治療？

週 2

落　枕

　　落枕又稱失枕，多數患者是由睡眠姿勢不當，枕頭過高或過低，頭部滑落於枕下，使頸部斜向一側而得名。也有部分患者因睡眠時或受風寒，造成局部經絡不通，氣血運行不暢而引起，故又有"落枕風"之稱。在臨床，本病較為常見，以晨起或頸部猛然地轉動後出現，可發生於任何年齡。推拿治療極其有效。

【臨床表現】

　　多數患者早晨起牀後，即感頸部疼痛強硬不適，活動受限，並且頸痛加重，頭多歪向一側。頸項強迫體位元，呈僵硬狀態，頸部活動受限往往局限於某個方位，強行使之活動，頸痛會加劇。病患處肌肉攣縮明顯伴壓痛，個別患者壓痛部位可摸到條索狀。

　　對於反覆落枕的中年人，或在近期內（半年內）出現多次落枕者，應高度懷疑患有頸椎病的可能性。

【治療】

　　（1）治療法則：舒筋活血，溫經通絡，滑利頸椎。

（2）常用穴位及部位：風池、肩井、阿是、列缺、後溪諸穴，及病患處肌肉。

（3）常用手法：㨰法、指揉法、拿法、彈撥法、頸項部被動運動等，可輔以熱敷法。

（4）操作方法：患者取坐位，醫者立於其後側或患側。頸項疼痛較甚者，可先指揉列缺、後溪諸穴。列缺為人體四總穴之一，有“頭項尋列缺”之説。指揉列缺，後溪屬遠取之法可緩解頸項之痛。所以在遠端穴位作指揉法的同時，可囑患者頭部自主地向各個方向作緩緩地活動 1~2 分鐘。在頸項疼痛周圍用輕㨰法，逐步向主痛部位移動，待患者病痛稍有緩解後，一手繼續施以㨰法，而另一手要扶住患者的前額、下頜或頭部緩緩地做頸部前屈、後伸，左右側屈和左右旋轉的被動運動約 5 分鐘。繼以上體位指揉風池、肩井、阿是諸穴，尤其是阿是穴在指揉時要輕重交替，同樣要配合頸部的各項被動運動，約 5 分鐘。指揉法和㨰法可交替應用，相得益彰。當頸痛有所減輕，活動功能有所改善的基礎上，可對有痙攣的肌肉施以彈撥法，力量由輕到重，幅度由小到大，要因人而施，在患者能忍受的情況下對痙攣的肌肉彈撥 3~5 次；而後再局部施魚際揉法以緩解手法之痛。最後以拿風池，拿肩井，熱敷患處結束治療。

（5）熱敷法：熱敷是中醫治療外治方法之一，已有 2000 餘年的歷史。《內經》中所述的“熨”法就是熱敷法。在治療時有乾熱敷和濕熱敷兩類，坎離砂就是傳統的乾熱敷。然而在推拿臨床上，常於手法操作後輔以濕熱敷，它可加強手法治療效果，減輕手法刺激過度所產生的局部不良反應。

1）熱敷方法：根據不同病情，選用不同的中草藥置於布袋內，紮緊袋口，放入鍋內，加入適量清水，煮沸約 10 分鐘後趁熱將毛巾放入浸透後絞乾，疊成方形，敷於患處，待涼後，以前法更換毛巾，每次 2~3 塊，每日 1~2 次。

為了加強熱量滲透，可在熱敷時施以輕拍法。亦可在患處先用擦法，使透熱後，隨即再加熱敷，以提高治療效果。

2）熱敷注意事項：①熱敷溫度以 70±5℃ 為宜。溫度過高易燙傷皮膚，過低起不到熱敷的作用。②熱敷時間與熱敷溫度成正比。熱敷水溫高，熱敷時間可短一些，以 3~5 分鐘為宜；若熱敷水溫不高，可適當延長熱敷時間，5~10 分鐘。③加強觀察，對熱敷患者，特別是第一次接受治療者，更需要加強對皮膚的觀察。④熱敷後局部切忌再用任何手法刺激。⑤熱敷時要注意室溫，避免患者感受風寒。

3）常用熱敷參考方：桑枝 15 克　海風藤 20 克　絡石藤 15 克　雞血藤 20 克　忍冬藤 15 克　香樟木 25 克　紅花 10 克　豨薟草 30 克

【每日練習】

1. 何謂落枕？其診斷要點有哪些？
2. 請掌握熱敷方法及其注意事項。

週 3

顳頜關節功能紊亂

亦稱顳下頜關節功能紊亂綜合征。多由於下頜關節急慢性損傷（遭受外力或經常咀嚼硬物等）使關節盤損傷及關節無菌性炎症；或關節周圍肌肉過度興奮和抑制的不協調，使關節失去平衡；或因牙咬合關係不良，引起顳頜關節周圍肌羣的痙攣、疼痛；或顳頜關節的先天性畸形，使關節在運動時發生不協調狀態等等所致。

【臨床表現】

多以顳頜關節局部慢性疼痛為主，發緊，張口活動受限，如在張口刷牙、大笑時都有困難，在某一瞬間失控時突然張口，局部即出現牽掣性劇痛和彈響。在閉口或一不小心咀嚼到硬性食品同樣也會出現一過性劇痛和彈響，時輕時重，反覆發作，開始僅表現為一側，日久則可影響對側。少數患者由於神經受卡壓，可發生聽覺障礙、眩暈、頭痛等症狀。

【治療】

（1）治療法則：舒筋活絡，滑利關節。

（2）常用穴位及部位：角孫、耳門、下關、頰車等穴。

（3）常用手法：指揉法、魚際揉法、擦法及熱敷。

（4）操作方法：患者取仰臥位，頭偏於一側，使患側在上（或取側臥位），醫者坐於其右側。為防止局部皮膚損傷，局部可外鋪治療巾，先在顳頜關節周圍用魚際肌揉法，以鬆解顳肌和面頰部軟組織 3~5 分鐘。

繼以上體位，以指揉法施於角孫、耳門、下關、頰車等穴，特別是指揉耳門、下關穴時，囑患者作主動張口、閉口運動，動作要緩慢幅度要小，使指揉的功力深透到深層組織，約 10 分鐘。

最後局部可輔以擦法或熱敷法，拿合谷結束治療。

【自我保健】

（1）指揉顳頜部 3~5 分鐘，配合張口、閉口動作。

（2）指揉合谷 1~2 分鐘。

【注意事項】

（1）避免咀嚼硬、韌性食物。

（2）局部保暖，尤其在冬天外出要戴好口罩。

（3）咀嚼時要左右兩側交替，不要偏重於一側。

顳頜關節脫位

顳頜關節脫位多見於老年人及身體虛弱者。按脫位時間和復發次數，可分為新鮮、陳舊和習慣性三種；按一側或兩側脫位，可分為單側脫位和雙側脫位之分；按脫位後下頜骨的髁狀突離開顳頜關節窩的方向，絕大多數呈前脫位，偶爾見有後脫位。

【臨床表現】

下頜關節脫位後呈半開口狀，不能自然閉合，出現語言不清、吞嚥困難、流涎等症狀，若單側脫位時，其下頜向健側偏斜，在患側耳屏前可觸及一凹陷。若雙側脫位時，其下頜下垂並向前突出，在兩側耳屏前可觸及明顯凹陷。

【治療】

新鮮下頜關節脫位，通常採用口腔內復位法（圖75）。患者取低坐位，頭枕部及背部靠牆壁，醫者立於患者前面，用小塊消毒紗布包裹自己兩拇指，然後拇指伸入患者口腔內上下牙列間，分別置於兩側臼齒後端，其餘四指在口腔外托握兩側下頜。復位開始時，令患者盡量放鬆，醫者雙手拇指用力向下按壓再向後推送，在按壓推送過程中，其餘四指應協調地將下頜向上端，此刻聽到關節回復聲，則表示復位已成功。復位畢，兩拇指應迅速向兩旁滑開移出口腔外，以防反射性閉口咬傷拇指。

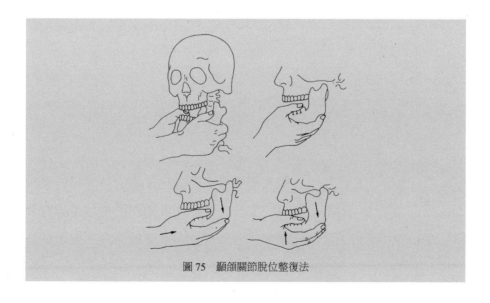

圖 75　顳頜關節脫位整復法

單側脫位者，以脫位側拇指用力按壓推送為主，另一側輔助，不需用力。習慣性脫位的復位方法與新鮮脫位相同。

　　復位後，用四頭帶或繃帶兜住下頜，在頭頂部打結固定 1~2 天。並告知患者在復位後 1~2 週內要避免作張口過大的動作及咬硬食物，以防再脫位，甚至形成習慣性脫位。對習慣性脫位，復位後囑口中含醋半小時並固定下頜。

【每日練習】

1. 顳頜關節功能紊亂的主要症狀是甚麼？
2. 顳頜關節功能紊亂如何推拿治療？

—————— 週 4 ——————

頸椎病

又稱"頸椎綜合征"，是一種常見的中老年性疾病。隨年齡的增長，人體的頸椎間盤逐漸發生退行性改變，導致頸椎椎管或椎間孔的變形、狹窄，以致直接刺激、壓迫，或通過影響其血運使頸部脊神經根、脊髓、椎動脈及交感神經發生功能或結構上的損害，並引起相應的臨床表現，這在臨床就稱之謂頸椎病。

【臨床表現】

（1）頸型頸椎病：僅以頸部輕微疼痛不能較持久地看報、書寫，頸部活動基本正常，無上肢放射痛。

（2）神經根型頸椎病：除頸部疼痛外，可出現明顯上肢放射痛，呈陣發性加劇。頸部活動度受限或僵硬感。患肢乏力，握力減弱，手指麻木等。

（3）脊髓型頸椎病：頸痛伴四肢麻木、僵硬、力量減弱；手不能持物和自如活動；行走笨拙，甚至不能站立與行走，直至癱瘓。部分患者胸、腹部有明顯束帶感，異常不舒服。大便失禁，排尿困難或尿急、尿頻等。

（4）椎動脈型頸椎病：頸痛、眩暈、頭痛、視覺症狀（複視、幻視、視力下降），甚至猝倒，但意識無障礙。這些症狀的出現常與頭頸轉動有關。

（5）交感型頸椎病：頸痛伴偏頭痛、頭暈、頭脹、視物模糊、耳鳴、耳聾。心律不齊，心動過速或過緩，心前區或有疼痛。肢體發涼，皮溫降低，手指麻木、腫脹或痛覺過敏等。

【治療】

（1）治療法則：調和氣血，舒筋通絡，解痙止痛。

（2）常用穴位及部位：風池、風府、肩井、天宗、阿是、曲池、列缺、合谷等穴，及頸臂、肢體等。

（3）常用手法：滾法、按揉法、指揉法、拿法、彈撥法、抖法，及被動運動法。

（4）操作方法如下：

1）基本操作法：患者取坐位，醫者立於其後，先以輕柔的滾法施於健側斜方肌的中、上部位，逐步過渡到患側斜方肌，同樣以中、上部位為主，1~2分鐘，這屬於適應性治療階段。其次以指揉法施於風池、肩井、阿是諸穴每穴約1分鐘，並適當配合頸部屈伸，左右側屈和左右旋轉的被動運動。再繼以上法於患側施用滾法，仍以斜方肌、岡上肌部位為主，並配合頸部六個方向的被動運動5分鐘左右。最後在痛點做按壓、彈撥法，拿肩井，按揉列缺、曲池穴，搓肩背結束治療。

此法適用於頸型頸椎病的操作治療；同時也可作為其他各類型頸椎病的基礎治療。

2）辨證治療如下。

神經根型頸椎病：在基本操作基礎上。第一加定點按壓旋頸法，即一手以拇指指腹固定按壓在頸椎棘旁壓痛點；另一手屈肘以肘窩夾住患者下頜作輕輕上提再緩緩旋動頸椎 1~2 次。第二加頸部端提牽伸法，醫者以雙手緊夾患者雙側下頜作緩慢向上的端提牽伸動作 3~5 次。第三加根據脊神經所分佈的患肢區域作上肢推拿治療。

脊髓型頸椎病：基本操作完成後，加背部（俯臥位）膀胱經的法和督脈經的按壓法 5~8 分鐘。繼而沿膀胱經從臀、股後、小腿後至跟腱用法；輔以按壓環跳，指揉委中，拿承山，拿跟腱 3~5 分鐘。患者取仰臥位，醫者施捵法於股前經小腿前外側至足背 3~5 分鐘；並輔以下肢屈伸的被動運動和按揉足三里、陽陵、解溪諸穴。最後再取坐位，作雙上肢的推拿治療，以手部為重點 3~5 分鐘。

椎動脈型頸椎病：在基本操作完成後。第一加強頸項部兩側的指揉法 3~5 分鐘。第二加頭部推拿法（前額分推法、抹法、按法、五指拿法、掃散法等 3~5 分鐘）。

交感型頸椎病：在基本操作完成後。加頭部推拿法和按揉百會穴。再加指揉膻中、內關、三陰交約 3~5 分鐘。

【自我保健】

（1）指揉頸椎旁肌：四指併攏，以指腹在頸段椎旁肌自上而下，上下往返，雙手交替 3~5 分鐘。

（2）雙指壓風池：以兩手拇指分別按壓兩側風池穴，並輔以按揉約 1 分鐘。

（3）指揉曲池、列缺諸穴：用拇指分別按揉穴位 1 分鐘。

（4）頸部運動：頸部主動而又緩慢地做屈伸，左右旋轉，左右側屈及順（逆）時針方向的轉動。

（1）忌高枕！

（2）伏案低頭工作過久者，要改變體位。

（3）推拿治療忌蠻力、暴力及不規範的被動運動。

（4）脊髓型頸椎病患者，經治療效果不佳，或有進行性加重趨勢，應動員手術治療。

【每日練習】

1. 何謂頸椎病？臨床上分哪幾型？
2. 請講述出頸椎病的基本操作治療法。

岔 氣

在估計不足或在不正常的姿勢下扛、抬、搬、舉重物時致胸脅無明顯器質性病變的疼痛症狀，稱之謂胸脅迸傷，俗稱"岔氣"，屬胸壁內傷範疇。中醫學認為屬氣機運行失常，在致傷因素的作用下突然起病。

【臨床表現】

胸部及背部的一側疼痛，不敢大聲言語、深呼吸或咳嗽，轉側不利，動則痛劇。其疼痛較廣泛而又模糊，攻竄不定。當疼痛劇烈時局部肌肉緊張並有壓痛。

【治療】

（1）治療法則：調和氣血，寬胸止痛。

（2）常用穴位及部位：膻中、中府、章門、期門、肺俞等穴，及胸脅部。

（3）常用手法：指摩法、指揉法、分推法。

（4）操作方法：患者取仰臥位，醫者坐於其右側。先以指摩法施

於中府（患側）、膻中、章門、
期門諸穴 1~3 分鐘，以疏通其
氣血。繼以上體位，在相對疼
痛的胸脅部施以指揉法和分推
法（圖 76）3~5 分鐘。此兩法
可交替使用。

　　患者取坐位，以指揉肺俞、
內關，搓脅肋部結束治療。

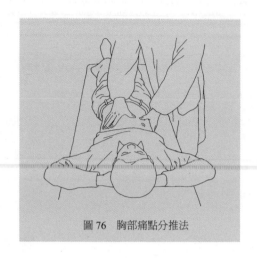

圖 76　胸部痛點分推法

【自我保健】

　　（1）掌揉胸脅：以健側手掌去揉患側胸脅部 2~3 分鐘。

　　（2）指揉膻中、內關：以中指或拇指分別指揉膻中、內關穴各 1
分鐘。

【注意事項】

　　（1）在未康復前，應避免重體力勞動。

　　（2）不要過分緊張，痛劇時可適當口服鎮痛和鎮靜藥。

【每日練習】

請掌握岔氣的主要鑒別診斷。

第九週

腰肌勞損

又稱第三腰椎橫突綜合征。第三腰椎（圖77）係腰椎的中心，處於腰椎前突的弧頂，是腰椎生理前凸最突出的地方，成為腰椎前屈、後伸、左右側彎和左右旋轉活動的樞紐；其兩側的橫突最長，所承受的槓桿力也最大，在頂端附着有腰肌、韌帶等組織，腰部任何方向的運動，均使第三腰椎橫突頂端承受反覆的牽拉和磨動，故致傷的機會較多。

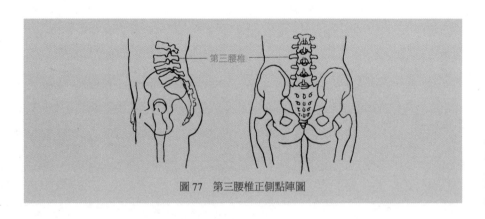

圖77　第三腰椎正側點陣圖

【臨床表現】

　　以腰部慢性，間歇性酸脹、疼痛乏力為主症。酸痛部位廣泛，但不能指出具體的疼痛點，腰部容易疲勞。單一姿勢難以持久維持，勞動後腰局部症狀明顯加重。

　　慢性期無明顯體徵。急性發作時腰部肌張力增高，運動功能受限，第三腰椎橫突的頂端有壓痛，呈結節狀或條索感。下肢腱反射對稱，皮膚知覺、肌力、直腿抬高試驗均屬正常。

【治療】

　　（1）治療法則：解除腰肌痙攣，鬆解黏連，增強肌力。

　　（2）常用穴位及部位：阿是、腎俞、居髎、環跳、委中等穴，及下腰部。

　　（3）常用手法：㨰法、按揉法、彈撥法、拿法、擦法和熱敷法。

　　（4）操作：患者取俯臥位，醫者立於其患側，先在患側軟組織的遠端用㨰法或掌根按揉法直至下腰部，上下往返 5~8 分鐘。着重是痛點周圍，並在阿是穴作指揉法 1~2 分鐘。指揉後再以阿是穴為中心向四周作分推理筋手法。

　　繼以上體位，在腰部施法或掌根按揉法，沿膀胱經而下，經臀至股後上下往返 3~5 次。按壓腎俞、居髎、環跳、委中諸穴 5~10 次。若有腰部運動受限者，可根據具體情況選加適當的腰部被動運動。

　　繼以上體位作第三腰椎橫突彈撥法。

　　首先要定位，找到第三腰椎橫突（圖 78）：①平髂嵴連線為腰 4 棘突；②腰 4 棘突上方為腰 3 棘突；③腰 3 棘突上緣向外，在腰棘肌外側緣的骨性突起，為腰 3 橫突頂端。根據定位，醫者雙手拇指重疊，對第三腰椎橫突的頂端作向下向內方向的按壓推動 10~15 次（圖

79）。彈撥後輔以指揉法 1~2 分鐘後局部冉施以擦法或熱敷法。

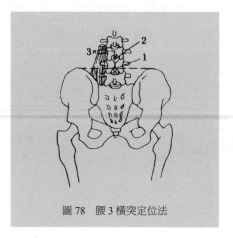
圖78　腰3橫突定位法

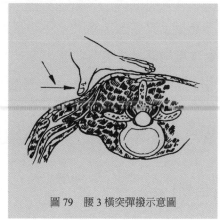
圖79　腰3橫突彈撥示意圖

【自我保健】

（1）痛點推拿：患者取坐位或俯臥位，雙手半握拳以拇指的指間關節或食指的掌指關節為力點，對第三腰椎橫突壓痛點作左右向的彈撥或上下向的推動。時間和次數可依體操 8 拍進行。

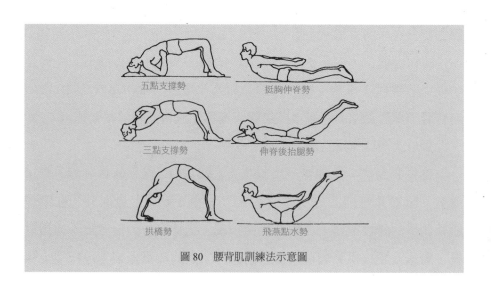

五點支撐勢　　挺胸伸脊勢

三點支撐勢　　伸脊後抬腿勢

拱橋勢　　飛燕點水勢

圖80　腰背肌訓練法示意圖

（2）腰背肌鍛煉：圖 80 分別是五點支撐勢、三點支撐勢、拱橋勢、挺胸伸脊勢、伸脊後抬腿勢、飛燕點水勢，其運動量和難度是逐步遞增的。訓練時要根據患者體力狀況決定，原則上運動量應由小到大，難度由易到難，要堅持每天訓練，時間長短和次數多寡，以不疲勞為度。六勢不一定要每天都做一遍，可有選擇地交替練習，注意前兩勢對頸椎病患者不宜。

【注意事項】

（1）對於腰部急性損傷要及時醫治。

（2）注意糾正不良姿勢。

（3）腰部可束腰帶以資護腰：宜睡硬板牀。

（4）保暖、避免疲勞。

【每日練習】

1. 第三腰椎橫突怎樣定位？
2. 怎樣去做腰肌鍛煉？

─────── 週 2 ───────

腎虛腰痛

中醫學認為腰為腎之府。腎主骨、生髓，腎精虧損，則腰脊失養，致酸軟無力，其痛綿綿，遇勞更甚，逸則減輕，喜按揉拒暴力，是慢性腰痛中的又一病症。多為先天稟賦不足，後天又勞累太過或久病體虛，或年老體衰，或房室不節，導致腎精虧損，無以滋養腰脊而發生疼痛。腎虛腰痛多數與腎上腺皮質激素水準的下降，特別是性激素分泌減退和蛋白質缺乏有關，類似代謝性骨病——骨質疏鬆症。

【臨床表現】

腰痛隱約纏綿，酸脹乏力，腿膝酸軟，腰局部喜按揉和溫暖。

偏於陽虛者，面色白，手足不溫，少氣乏力，小腹拘急，舌淡脈沉細。

偏於陰虛者，面色潮紅，手足心熱，口燥咽乾，舌紅少苔，脈弦細而數。

腰部無明顯和固定的壓痛點，無明顯運動功能障礙，本病日久，可出現身高降低趨勢和駝背。X線攝片除呈骨質疏鬆徵象外，無其他骨質病變。嚴重者可形成類似壓縮性骨折及雙凹樣改變。

【治療】

（1）治療法則：補腎強身，健腰止痛。

（2）常用穴位及部位：脾俞、胃俞、隔俞、腎俞、氣海俞、腰陽關、足三里等穴，及腰背部。

（3）常用手法：指揉法、魚際揉法、擦法、捏脊法等。

（4）操作方法：患者取俯臥位，醫者位於患者左側。先在背俞穴施以指揉法（二指揉，即以食、中二指指端分別指揉左右側背俞穴）。自上而下，上下往返約 10 分鐘。繼而重點在脾俞、胃俞、腎俞、腰陽關作指揉法或魚際揉法各 1~2 分鐘。再按揉委中、足三里穴各 1 分鐘。按揉腎俞、腰陽關、委中以壯陽補腎治腰痛，而指揉脾俞、胃俞、足三里以健胃，補益後天之本。兩者結合具有補脾益腎之功，是本病主要治法。

繼以上體位在背部督脈、膀胱經施以捏脊法，從骶尾部起向上至頸胸段，並分別對脾俞、胃俞、腎俞部增強手法刺激。

患者取坐位，醫者位於患者的背面，分別對督脈經、膀胱經、帶脈用擦法（圖 81），以溫腎固腰。

全組手法以溫柔緩和為主，忌粗暴蠻力！

對於本病還是主張綜合治療為主，除推拿治療外，可加以下中西藥物治療：

（1）中醫中藥治療：對偏於陽虛者，可選用右歸丸以溫補腎陽；對偏於陰虛者，可選用左歸丸以滋補腎陰虛；對於無明顯陰陽偏虛者，可選用青娥丸以補腎治腰痛。均以日服 2 次，每次 6 克

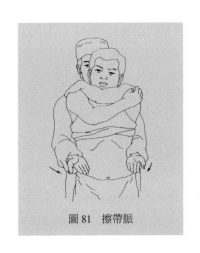

圖 81　擦帶脈

為宜。

（2）必要時可給予適量的激素治療。

（3）輔以鈣劑、維生素等治療。

【注意事項】

（1）適當參加力所能及的生產勞動和义體活動，以便刺激成骨細胞活動，有利於骨質形成，可防止發生廢用性肌萎縮和骨質疏鬆進一步加重。

（2）由於骨質疏鬆時骨骼蛋白質和鈣鹽均有損失，故應及時補充飲食中蛋白質、鈣鹽和各種維生素，尤其是維生素 D、維生素 C。

（3）推拿手法以柔和為主，切忌粗暴蠻幹和不必要的腰腿被動運動，以免骨折的發生。

（4）避免過度勞累，防止寒涼及坐臥冷濕之地。

【每日練習】

（1）腎虛腰痛如何辨別腎陰虛、腎陽虛？

（2）腎虛腰痛如何推拿治療？有何注意事項？

腰椎間盤突出症

腰椎間盤突出症是由於椎間盤組織的退變、損傷、纖維環破裂，髓核組織從破裂的纖維環處向後外側或正後方膨出、突出，壓迫脊神經或馬尾神經，產生下腰部疼痛和下肢坐骨神經痛。本病好發於 20~45 歲的青壯年，男性多於女性。臨床上最常見的是腰 4、5 椎間盤和腰 5 骶 1 椎間盤病變。

【臨床表現】

腰椎間盤突出症的主要症狀是下腰痛和下肢坐骨神經痛。當咳嗽、打噴嚏、大便等腹壓增高時其腰腿疼痛可呈陣發性加劇。其疼痛有一定規律，一般清晨較輕，午後因椎間盤的承重、受壓而加重，臥牀休息後能有所緩解。除此，還有腰部活動受限，步行困難，日久患側下肢肌肉出現萎縮。若屬巨大型中央突出壓迫馬尾神經時，還可出現馬鞍區的麻木、刺痛和二便障礙現象。

跛行步履，腰椎生理弧度消失、側突改變，腰部運動障礙，骶棘肌痙攣，棘旁壓痛伴患肢放射痛，直腿抬高試驗明顯低於健側（請兩側對比，並記錄出各自的抬腿高度），膝、踝反射的減弱甚至消失，蹈指伸或踇指屈肌力減弱，下肢皮膚知覺的減退等。

目前 CT、MRI 能精準地分辨出椎間盤是屬於膨出、突出還是脫垂，是否造成對神經根和硬膜囊等神經組織的壓迫和並能提示受壓迫程度。

【治療】

（1）推拿適應證：①初次發病，年齡較輕，病程較短者。②病程雖較長，但症狀和體徵均較輕者。③無嚴格手術指徵者。

（2）推拿禁忌證：①巨大中央型椎間盤突出症。②患有嚴重高血壓病、心臟病、糖尿病等全身性疾病者或有嚴重皮膚病者。

（3）治療法則：改變突出物與神經組織之間壓迫和被壓迫的關係。

（4）常用穴位及部位：阿是、腎俞、居髎、環跳、承扶、殷門、委中、陽陵泉、崑崙、解溪等穴，及腰腿部。

（5）常用手法：㨰法、按揉法、擠壓法、點法、拿法、斜扳法、搓法、擦法，熱敷法及腰腿被動運動法。

（6）操作方法：患者取俯臥位，醫者立於其患側。先從腰部施以㨰法，沿膀胱經，經臀部、大腿後部、小腿後部而下至跟腱，如此上下往返 2~3 次，以腰部為重點 5 分鐘左右。繼而對阿是穴、腎俞、大腸俞、環跳諸穴施以按法或點法；在患側腰肌施掌根按揉法 2~3 分鐘；並可將㨰法和掌根按揉法交替使用，目的使痙攣的腰肌得以放鬆。

繼以上體位，分別在胸前、股前加墊枕頭使腹部騰空，醫生雙手重疊在下腰病痛部位，做有節奏地向下擠壓腰部的手法（圖 82）。患者一定要放鬆，隨呼吸而施，可做 5~10 次。當然還得視患者耐受度而決定。擠壓法後棄枕平臥，腰部施以掌根輕按揉法；下肢承扶、殷門、委中、承山諸穴，可施以點法或按壓法 1~2 分鐘。

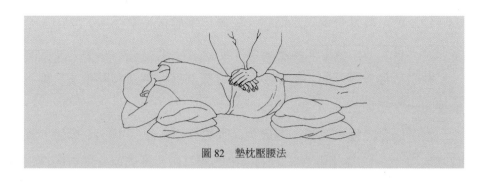

圖 82　墊枕壓腰法

　　患者取側臥位，患側在上，醫者面對患者。一手置於肩前；另一手以肘置於臀部，雙手作相反方向用力，使腰部脊椎產生旋轉（即斜扳法，見圖83）。此法經手術下直視發現：第一能使神經根移動，第二能改變突出物的位置。所以此法運用正確、得當與否是醫治腰椎間盤突出症的關鍵性手法之一。

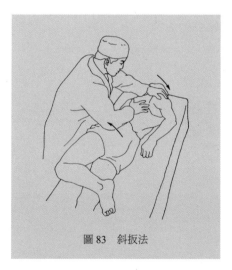

圖 83　斜扳法

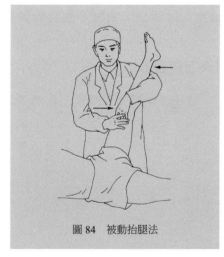

圖 84　被動抬腿法

　　患者取仰臥位，醫者立於其患側。分別在股前、股外側、小腿前外側、足背依次由上而下往返施用擦法或掌根按揉法3~5分鐘；配合風市、陽陵、崑崙、解溪諸穴的指揉法，而後做被動直腿抬高運動（圖

84) 1~3 次，視患者承受度而定。最後以拿股後，拿委中、承山，合掌側擊法搓下肢，抖下肢結束治療。

對腰部疼痛甚至可再取俯臥位，在腰部施以擦法和熱敷法，但不需要每一次都如此。

當手法全過程結束後，囑患者仰臥腰部墊枕休息 10~20 分鐘。墊枕高度以 10~15 厘米為宜。目的使腰部能再現生理弧度。小有因痛無法平臥者，也只能順其自然，循序漸進。

【注意事項】

（1）堅持腰背肌鍛煉。避免體力勞動、彎腰、和腰部負重。

（2）臥硬板牀，可以用腰圍護腰，避免受涼。下牀動作不要過猛！應先側身緩緩起坐，然後再下牀。

（3）經保守治療 6 個月無效者，應手術治療。

【每日練習】

1. 何謂腰椎間盤突出症？它有哪兩大症狀？
2. 請掌握本病的推拿適應證和禁忌證範圍。
3. 腰椎間盤突出症怎樣推拿治療？

週 4

強直性脊柱炎

強直性脊柱炎是一種侵犯脊柱為主，呈慢性進行性發展的炎性疾病，最後可以使整個脊椎受累變為強直、圓背畸形而得名。中醫稱"龜背瘋"。患者大多為男性，發病年齡以 20~30 歲為多見，可能與感染或遺傳因素有關。

【臨床表現】

早期為下腰部疼痛、僵硬（尤其是晨僵感），亦可出現交替性非典型性的坐骨神經痛，下蹲和腰部運動受限。絕大多數患者先骶髂關節受累，以後呈上行性發展，直至整個脊椎僵硬。同時可伴有消瘦、乏力、盜汗和原因不明的發熱等全身症狀。

到晚期，脊椎大部分或全部強直，固定於圓背畸形姿勢。頭頸轉側不利，胸廓擴張運動限制，出現束帶狀胸痛，呼吸不暢，胸悶和肺活量顯著減少；由於圓背畸形，使胸、腹腔容量減少，心、肺功能和消化功能明顯障礙，稍活動後即感心慌、氣急、疲勞、汗出等症狀。雙髖關節亦常受累，可出現步履和上、下樓梯困難，不能下蹲等髖關節強直的現象。

【治療】

推拿療法對早期強直性脊柱炎是有效的。能起到緩解疼痛，幫助脊椎及雙髖關節恢復運動功能，減輕僵硬，防止圓背畸形的發生或減緩畸形的發展。一旦形成骨性強直，推拿是無效的。

（1）治療法則：疏經通絡，滑利椎骨。

（2）常用穴位及部位：脾俞、胃俞、腎俞、膏肓、命門、八髎、環跳、足三里、陽陵、絕骨、膻中等穴，及背部、骶部、髖關節等。

（3）常用手法：㨰法、掌根按揉法、指壓法、指揉法、拿法、彈撥法、擦法等，及脊柱，髖關節被動運動法。

（4）操作方法：患者取俯臥位，醫者立於其一側。先施以輕快的掌根按揉法於背部，自上而下止骶髂部，及兩側髖部，經 1~2 分鐘使其適應治療，避免緊張。繼之施以㨰法於兩側骶棘肌，胸、腰、骶及兩髖部，並且可以與掌根按揉法交替使用，手法力量一定要能深透，使骶棘肌放鬆；在髖部用手法時可配合做髖關節內、外旋轉（圖 85）和後伸的被動運動，這樣治療約 10 分鐘。對背俞及督脈經諸穴施以指揉和指壓法，其重點穴位有肺俞、膈俞、脾俞、胃俞、三焦俞、腎俞、大椎、身柱、至陽、筋縮、命門、腰陽關、八髎、環跳等穴 3~5

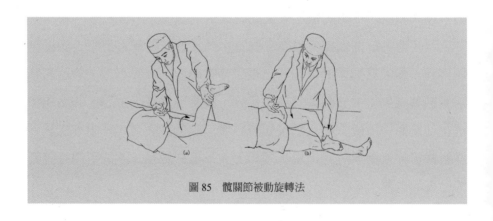

圖 85　髖關節被動旋轉法

分鐘。

繼以上體位，對骶棘肌施以自上而下的彈撥法、在病變部位更是彈撥手法治療的重點。經 3~5 分鐘，此法能改善骶棘肌的循環，使僵硬的骶棘肌恢復良好的張力。

單側挺胸壓脊法（圖 86）：患者繼續取俯臥位，醫者立於患者的左側。以左手托住患者的右肩前部作向後伸的動作，而右手以手掌按壓患者的胸段棘突作向下的按壓動作；雙手配合默契，同時施力，這樣就可使胸段脊椎產生以單側挺胸為主的伸展運動。右手手掌按壓的胸椎部位可有次序地由上逐漸向下移動，這樣就可以完成整個右側挺胸為主的被動伸展運動。反之，醫者立於患者的右側，依上法操作，亦能完成整個左側挺胸為主的被動伸展運動。此法能有效地改善胸椎關節運動。

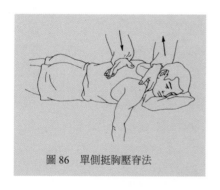

圖 86　單側挺胸壓脊法

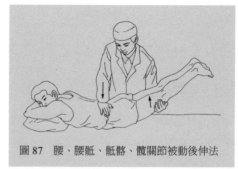

圖 87　腰、腰骶、骶髂、髖關節被動後伸法

腰、腰骶、骶髂、髖關節被動後伸法（圖 87）：患者繼續取俯臥位，醫者位於患者的右側，右手分別在腰部、腰骶部、骶髂部、髖關節作向下按壓的動作，左手握住患者的雙腿或單腿作向後伸的動作，雙手配合，同時用力，完成腰、腰骶、骶髂和髖關節的被動後伸，以恢復腰、髖運動功能。

最後以擦法施於背部督脈和膀胱經，可分胸段、腰段、骶髂段施行，以熱為度，起透熱鎮痛作用；亦可配合熱敷法，其重點部位在骶髂和腰骶。

患者取仰臥位，醫者立於其患側。分別在股前、股外側、股內側用擦法，可配合髖關節外展、內外旋轉的被動運動，並且做髖關節屈曲和屈曲位旋轉髖關節的運動。拿股內收肌，拿股後肌羣，拿委中、承山，指揉足三里、陽陵、絕骨諸穴，約 5 分鐘。另一側髖關節亦取同樣方法施治。

擴胸伸脊法（圖 88）：患者取坐位，雙手指交叉握緊抱於後腦部，醫者立於患者背後，用膝蓋抵住患者的胸段棘突，雙手扶住患者的兩肘，做好手法前的準備。

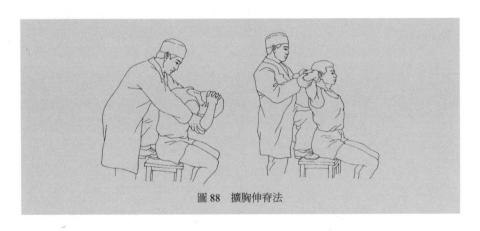

圖 88　擴胸伸脊法

醫者的雙手先將患者的雙肘向前方推，軀體亦隨之前屈，並囑患者作呼氣動作；而後醫者雙手將患者雙肘向後方拉，並囑患者作吸氣動作。在做雙肘拉向後方的時候，醫者用膝蓋抵住患者的胸段棘突，同時儘可能地使雙肘關節向後過伸，胸廓擴張度增大。如此反覆 2~3 次。此法能改善胸廓擴張運動和增加肺活量。

最後以指揉膻中，按揉胸骨，拿肩井結束治療。

【自我保健】

（1）指揉膻中穴及每一肋間隙。

（2）深呼吸配合胸廓舒展運動。

（3）全掌揉小腹3分鐘，指揉足三里1分鐘。

（4）以手掌向後擦腰及骶髂部以熱為度。

【注意事項】

（1）堅持仰臥硬板牀和低枕。

（2）加強營養，注意保暖。儘可能保持原先的正常工作、生活。

（3）一定要持之以恆地行做擴胸、深呼吸和下蹲運動。

【每日練習】

1. 何謂強直性脊柱炎？

2. 怎樣完成單側挺胸壓脊法？

3. 髖關節可做哪些被動運動？怎樣做？

腰椎管狹窄症

是指組成腰椎椎管骨－纖維管道的異常改變，使腰椎椎管、神經根管及椎間孔的變形或狹窄，壓迫馬尾神經或神經根引起相應的臨床症狀為腰椎管狹窄症，或稱腰椎椎管狹窄綜合征，是導致慢性腰腿痛的常見病因之一。

【臨床表現】

本病發病緩慢呈進行性加重趨勢，多見於中年以上的男性，以腰腿酸脹疼痛和間歇性跛行為主要症狀。

腰腿痛有長期、多次、反覆發作的傾向，有單側，但多為雙側，或左右交替出現，以肢體遠端脹痛、麻木、乏力為主，當站立或行走時症狀加重，下蹲、端坐或平臥休息片刻上述症狀消失，繼續行走諸症又復出現。

患者步行數百米，甚至百米之內，即出現小腿麻木、沉重、發脹、無力等症狀，迫使下蹲休息之後，症狀方能緩解；若繼續再行走，其症狀又可復現。這種以休息為特徵的步行障礙就稱之謂間歇性跛行，對本病的診斷十分重要。

【治療】

（1）治療法則：活血袪瘀，通絡止痛。

（2）常用穴位及部位：腰陽關、腎俞、大腸俞、環跳、風市、委中、陽陵、崑崙等穴，及腰腿部。

（3）常用手法：㨰法、按揉法、拿法、擦法、抖法，及下肢被動運動。

（4）操作方法：患者取俯臥位，醫者立於其患側。在腰部先施以㨰法或掌根按揉法，沿膀胱經而下，經臀部、大腿後部、膕窩，直至小腿後部，上下多次往返以下腰部為重點，約 10 分鐘。

繼而按揉腰陽關、腎俞、大腸俞諸穴，每穴 1 分鐘，並輔以下腰部掌根按揉法 3~5 分鐘。切忌在腰部做擠壓、後伸等被動運動和過於猛烈的手法刺激。

再以擦法施於督脈和膀胱經腰段部位，以熱為度。亦可在局部給予熱敷。

患者取仰臥位，醫者立於其患側。在股前、小腿前外側施以㨰法或掌根按揉法，上下往返治療，約 5 分鐘，以小腿前外側為主。繼而可按壓髀關、伏兔、血海諸穴，每穴 5~10 次；指揉陽陵、足三里、絕骨、崑崙、解溪等穴，每穴 1 分鐘，拿委中、承山。

股動脈壓迫法：患者繼續取仰臥位，醫者雙手拇指重疊放置在股動脈搏動處（大腿前面近端，腹股溝中部），由輕到重，壓迫至該側患肢暫時停止血液供應，然後再迅速解除壓迫的雙手，使下肢供血量突然增加，迫使下肢血管擴張，從而達到治療目的。

最後再被動地屈伸下肢 5~10 次，抖下肢結束治療。

若有雙下肢症狀者，雙側均需治療。

【自我保健】

（1）以雙手全掌摩擦兩側腰眼，左右交替。

（2）指揉雙側足三里、絕骨、陽陵諸穴。

【注意事項】

（1）腰腿疼痛劇烈時，除治療外，應臥硬床休息1·2週。

（2）腰部保暖，腰圍護腰。

（3）經半年保守治療無效，並影響正常生活與工作，又有明確的神經定位障礙者，應手術治療。

【每日練習】

1. 何謂腰椎椎管狹窄症？

2. 腰椎椎管狹窄症的主要症狀是甚麼？

3. 何謂間歇性跛行？

第十週

臀上皮神經損傷

臀上皮神經由腰 1~3 的脊神經後外側支組合而成,在骶棘肌外緣穿出,越過髂嵴後分佈到臀部的皮膚,屬皮支。該病的基本病理現象是臀上皮神經血管束的內壓增高,靜脈回流受阻,臀上皮神經遭受壓迫後即出現了以臀部疼痛為主的症狀,因而又可促使局部軟組織的張力更高,從而形成了惡性循環。

【臨床表現】

以患側臀部撕裂樣疼痛為主,急性期其痛較劇,甚至可影響腰部運動,出現跛行步履,同時還可出現患側股後放散性疼痛。

在患側臀上部,即臀上皮神經分佈區有輕觸痛及皮膚的牽扯痛。

另外,在髂嵴最高點向內下側 3~5 厘米處有壓痛及軟組織 "條索樣" 的硬物 (是皮神經變粗大、鈍厚的表現)。

【治療】

(1) 治療法則:舒筋散結,活血通絡。

(2) 常用穴位及部位:阿是、環跳、委中及臀部。

（3）常用手法：按揉法、彈撥法、指揉法、擦法、熱敷法。

（4）操作方法：患者取俯臥位，醫者立於患側，先在臀部用掌根按揉法 5~8 分鐘。所有手法的刺激量並不需要很大，主要以提高局部的血液及淋巴液的循環，以降低神經血管束的內壓力，消除受壓因素。

繼以上體位在髂嵴的下方，與神經血管束呈垂直方向施以彈撥法，以散結通絡。並配合阿是穴、環跳和委中穴的指揉法約 5 分鐘。

亦可將以上兩法交替施用 3~5 遍即可。

最後沿神經血管束的方向用擦法，以熱為度，並可以配合局部熱敷法。

【自我保健】

（1）全掌按揉臀上皮神經部位 3~5 分鐘。

（2）對病變的神經血管處施以自我彈撥法 5~10 次。

【注意事項】

（1）局部保暖，以改善血液供應。

（2）避免腰、臀肌肉的疲勞，以降低軟組織的張力增高。

【每日練習】

臀上皮神經損傷如何推拿治療？

闊筋膜緊張症（彈響髖）

闊筋膜位於大腿上部的前外側，是全身最厚的筋膜。闊筋膜的外側部分，因有闊筋膜張肌的腱纖維編入（相當在股外側中上 1/3 部位）而且特別增厚呈扁帶狀，稱髂脛束（圖 89），向下止於脛骨外上髁。

本病的發生是由於闊筋膜緊張，當髖關節屈曲、內收或內旋活動時，髂脛束的後緣或臀大肌肌腱的前緣因反覆摩擦而增厚。在增厚組織的反覆刺激下，可發生粗隆部滑囊炎。同時也可因闊筋膜的緊張，

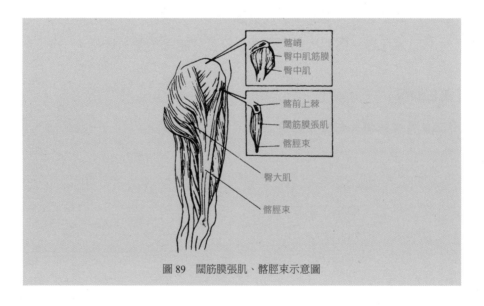

圖 89 闊筋膜張肌、髂脛束示意圖

致骨盆向前旋轉，腰椎生理前突增加，腰骶角加大。

（1）關節外彈響、不適：每當髖關節在做屈伸、內收或內旋運動時，由於髂脛束的後緣或臀大肌肌腱前緣的增厚組織滑過大粗隆的突起部而發生彈響。同時可觸及到（瘦弱的人甚至可從體表見到）一條粗而緊的纖維在大粗隆上前後滑動。一般是沒有痛感，但患者始終自覺髖部不舒適。若伴有繼發性滑囊炎時，可有局部疼痛。

（2）慢性下腰部疼痛：由於腰骶角的加大，腰部負重力線由前部的椎體向後移至關節突，容易造成腰骶後關節的慢性損傷。

（3）髂脛束攣縮試驗陽性：見本書"下肢部的物理診斷法"有關章節（第050頁）。

【治療】

（1）治療法則：舒筋解痙，滑利關節。

（2）常用穴位及部位：居髎、環跳、風市、陽陵、委中等穴，及下腰部、臀部、股外側部。

（3）常用手法：掌根按揉法、彈撥法、拿法、擦法，及熱敷。

（4）操作方法：患者取俯臥位，醫者立於患側，先對腰骶段兩側骶棘肌施以掌根按揉法，以患側為重點，並逐漸向患側臀部過渡。從腰骶至臀部上下往返手法治療3~5分鐘，按揉委中穴1分鐘。

患者取側臥位，患側在上，從臀部起，經闊筋膜的外側部、髂脛束而下用掌根按揉法至膝關節外側，上下往返5~8分鐘，並配合髖關節屈伸的被動運動。再沿髂脛束作自上而下往返彈撥法（圖90）。按壓居髎、環跳、風市、陽陵泉諸穴。

患者取仰臥位，從髂前上棘、闊筋膜張肌起始部向下，經股前近端，股外側至膝關節外側用掌根按揉法，上下往返5~8分鐘，並配合髖關節內、外旋轉的被動運動（圖91）。再彈撥髂前上棘的闊筋膜張肌和大粗隆處緊張的筋膜。

最後在病患處施擦法，以熱為度，並可在大粗隆處加以熱敷。

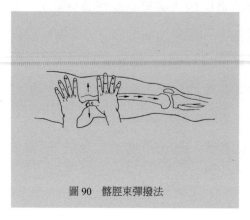

圖90　髂脛束彈撥法

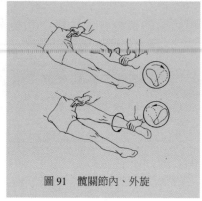

圖91　髖關節內、外旋

【注意事項】

（1）對出現有下腰痛的患者，可增強腹肌鍛煉以減少腰骶角度。

（2）患者仰臥時膕窩部可墊枕頭，使膝關節微屈、髂脛束放鬆，減小腰骶角度，使腰肌得到充分休息。

【每日練習】

何謂闊筋膜？彈響髖如何推拿治療？

梨狀肌綜合征

梨狀肌起於盆腔內骶骨前面 2、3、4 骶前孔的外側，向外下穿過坐骨大孔達臀部，以肌腱止於股骨大轉子，是髖關節的外旋肌。梨狀肌的上方有臀上神經及臀上血管穿出，其下方有臀下神經及血管穿出，而坐骨神經在其稍外側通過。所以梨狀肌的變異、痙攣、炎症、水腫等因素均能對坐骨神經產生壓迫症狀。

【臨床表現】

以患側臀部及下肢坐骨神經痛為主。其疼痛症狀常因受着涼、走路或活動後加重，咳嗽，大便等腹壓增加時，可出現小腿後外側至足部放射痛加劇；臥牀休息後，其症狀可獲減輕。梨狀肌緊張試驗陽性是本病的重要體徵。

【治療】

（1）治療法則：疏筋解痙，祛瘀通絡。

（2）常用穴位及部位：次髎、中髎、下髎、環跳、殷門、委中、陽陵等穴，臀部、股後部及小腿外側等部。

（3）常用手法：掌根按揉法、按壓法、指揉法、彈撥法、擦法和熱敷法。

（4）操作方法：梨狀肌位於臀大肌的深層，當損傷後絕大多數患者有明顯的坐骨神經痛症狀，因此臀大肌一般比較緊張，這給推拿治療本病帶來了困難。要使推拿手法效應達到臀部深層組織梨狀肌，首先就要解除臀大肌的痙攣問題。其方法如下：

1）患者取俯臥位，放鬆患側臀部及下肢，醫者立於其患側。在臀部先施以掌根按揉法，手法的刺激量不要大，但需柔和，其目的是使臀部肌肉放鬆，這樣對改善局部的血液供應和回流有利。然後在股後、小腿後部同樣施以掌根按揉法，上下往返 3~5 分鐘。再指揉委中、承山、崑崙諸穴。

2）經以上手法治療臀部肌肉放鬆的基礎上，再在梨狀肌體表投影區施按壓法和彈撥法。手法刺激量一定要由輕到重，要避開臀大肌的抗禦力量；彈撥要與梨狀肌呈垂直方向。此法可緩解痙攣的梨狀肌，祛瘀通絡，是治療中的重點。可將掌根按揉同梨狀肌按壓、彈撥三法結合起來，交替應用 5~8 分鐘。要避開臀大肌的抗禦力量，可採用膝

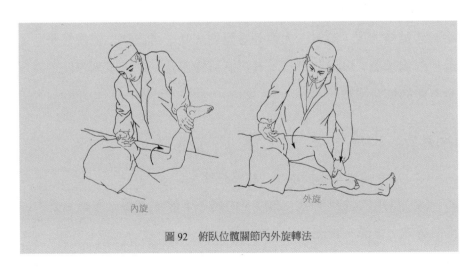

内旋　　　　　　　　外旋

圖92　俯臥位髖關節內外旋轉法

關節屈曲的方法，並通過內、外旋轉髖關節的被動運動（圖92）來提高手法的治療效果。

（3）在臀部梨狀肌體表投影區，順其走向施用擦法，以熱為度。對疼痛症狀較重的患者，可局部加以熱敷治療。

【自我保健】

因梨狀肌部位較深自我手法較難達到預期的效應，所以可選用以下兩個方法：

（1）患側臀部可堅持濕熱敷。

（2）以中指指端去指揉患側陽陵、崑崙諸穴。

【注意事項】

（1）患肢保暖，多休息，少活動。

（2）對經保守治療無效者，可作手術探查，以解除病因。

【每日練習】

1. 梨狀肌位於何方？怎樣確定其體表投影？
2. 梨狀肌綜合征如何進行推拿治療？

週 4

髕下脂肪墊勞損

髕下脂肪墊位於髕韌帶的後方，上以股骨髁為界，下至脛骨前部髁間區（圖93）。它處於關節內、關節囊外，其表面覆有滑膜，在髕骨與脛骨間形成一個襯墊。當股四頭肌張力減退時，不能有效地把脂肪墊拉出關節腔，使之反覆受壓損傷，或因退行性骨關節炎病變導致滑膜肥厚，或婦女經前期液體滯留綜合征，或膝關節局部直接損傷，反覆撞擊等均可使脂肪墊出血、水腫、炎性變、增生、纖維化、鈣化、肥大，最終把關節卡住而產生疼痛。中醫學認為本病日久氣血周流不暢，而致"血停為瘀，濕凝為痰"，瘀痰互結和外邪相合、阻閉經脈所致。

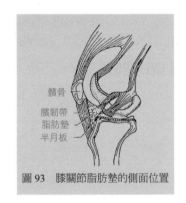

髕骨
髕韌帶
脂肪墊
半月板

圖93　膝關節脂肪墊的側面位置

【臨床表現】

患者以膝關節前面發生疼痛為主要症狀。因伸直膝關節時可產生疼痛，所以有些患者會出現使膝關節微屈的行走姿勢。從座椅上起立時，膝關節前面會有一陣刺痛發生，可出現短暫的關節"脫力"現象。

髕韌帶雙側（即膝眼處）可見腫脹，同時伴有壓痛。被動伸膝時可感疼痛，病程較久者患肢會發現股四頭肌廢用性萎縮，肌力減退。

【治療】

（1）治療法則：溫經通脈，活利關節。

（2）常用穴位及部位：梁丘、膝眼、陽陵泉、陰陵泉、阿是等穴。股四頭肌及髕韌帶。

（3）常用手法：㨰法、按揉法、拿法、擦法、熱敷法等。輔以膝關節屈伸的被動運動。

（4）操作方法如下：

1）患者取仰臥位，醫者立於患側。先以㨰法施於患側股四頭肌3~5分鐘。在㨰法治療的同時可配掌根按揉法和拿股四頭肌反覆交替運用。

2）分別按揉梁丘、膝眼、阿是諸穴，尤其是膝眼、阿是穴要有酸痛感覺為佳。數穴交替按揉，每穴 1~2 分鐘，做 2~3 遍。亦可本法與上兩法混合施治。

3）掌根按揉髕韌帶 1~2 分鐘，以有溫熱感為佳。

4）分別按揉陽陵泉、陰陵泉各 1 分鐘。做膝關節屈伸的被動運動。

5）擦髕韌帶以熱為度。可配合熱敷法結束治療。

【自我保健】

（1）以拿法和掌根按揉法對患肢股四頭肌進行治療。每次 5~10 分鐘，每日 2~3 次。

（2）膝部三指按揉：即中指置於髕韌帶，食、環二指分別置於髕韌帶兩側的阿是穴作定點按揉 2~3 分鐘，每日 2~3 次。

（1）加強股四頭肌鍛煉。

（2）建議用護膝或彈力繃帶包紮。

（3）墊高患側足跟，使站立行走時，膝關節處於微屈狀態以減少卡壓。

（4）疼痛劇烈時可口服消炎鎮痛劑，或採用局部封閉治療。對久治不癒影響工作、生活者應考慮手術治療。

膝 關 節 半 月 板 損 傷

膝關節半月板是位於股骨、脛骨關節面之間兩個呈楔形狀的半月板纖維軟骨板。其有內外之分，內側半月板較大呈 C 形；外側半月板較小，近 O 形。半月板一方面加深了關節窩的深度，增強了關節的穩固性；另一方面半月板可同股骨髁一起對脛骨髁作旋轉運動，因而也增加了膝關節的靈活性。同時有防止摩擦、減少震盪，散佈滑液，潤澤關節，和吸收熱量等功能。

當膝關節處於半屈曲體位時，突然地內收、旋轉、伸直膝關節或外展、旋轉、伸直膝關節時，半月板可被卡在股骨髁和脛骨平台之間而損傷。或因長期處於蹲位跪位勞動、生活者，半月板易遭受擠壓而發生損傷。

【臨床表現】

（1）關節腫脹：多見於急性損傷階段。如損傷時間較長，則關節腫脹多不甚明顯。

（2）關節疼痛：膝關節在某一體位時發生疼痛，當改變體位後，疼痛即可消失。

（3）關節交鎖、彈響：多發生於步履過程中。破裂移位的半月板游離於關節間隙中，妨礙了膝關節的正常活動，如同一把鎖突然被鎖住一樣不能活動，稱為關節"交鎖"，其發出的聲響即為"關節彈響"。"交鎖"發生後在原地稍作膝關節運動，又忽然聽到一次彈響，隨即關節恢復了正常的活動，這一現象被稱為"開鎖"。

（4）肌肉萎縮和乏力：以股四頭肌為主。由於半月板的損傷，膝關節活動受限，日久肌肉產生了廢用性萎縮；肌肉萎縮越嚴重，下肢乏力現象亦越明顯。

（5）關節不穩定感：當步履時，常有一種膝關節不穩定的感覺，尤其是走高低不平的道路，或上下樓梯台階時最為明顯。

查體時患側關節間隙有明顯壓痛。大部分患者可出現麥氏試驗陽性；部分患者可出現研磨試驗、過伸試驗陽性。

【治療】

（1）治療法則：健肌通絡，滑利關節。

（2）常用穴位及部位：伏兔、血海、膝眼、陽陵、委中等穴，股四頭肌、小腿近端外側。

（3）常用手法：指揉法、掌根按揉法、拿法、擦法、熱敷法，及適量的關節被動屈伸運動。

（4）操作方法：患者取仰臥位，醫者坐於患側。先在股四頭肌施以掌根按揉法，並輔股四頭肌拿法。此兩法交替使用5~8分鐘。這樣可增強股四頭肌張力，防止股四頭肌萎縮，以加強膝關節的穩定性能。

繼以上體位，指揉伏兔、血海、陽陵、膝眼（患側半月板）諸穴約10分鐘，以膝眼穴為重點。治療時注意不要損傷皮膚。此法能促進局部血液循環和組織代謝。

繼續取仰臥位，分別以拿血海，拿委中，以小魚際擦病患處關節間隙以熱為度。可作小幅度、輕柔的膝關節被動屈伸運動。最後可以濕熱敷結束治療。

【注意事項】

（1）在推拿治療時不要反覆地做麥氏試驗以避免半月板損傷。

（2）加強股四頭肌的功能鍛煉，提高膝關節的穩定性能。

（3）避免膝部外傷，並加用護膝。

【自我保健】

（1）堅持鍛煉股四頭肌：常採用以下兩種方法。

1）徒手鍛煉：在立、坐、臥任何體位都可選用，無需特別條件、設備，只要有毅力，貴在堅持。即有意使小腿盡最大力量伸直，股四頭肌最大力量收縮；一定要待股四頭肌有酸脹感後，再緩慢放鬆下肢。休息片刻後再使股四頭肌收縮→酸脹→放鬆，如此重複。

2）負重鍛煉：患者取坐位，在患肢足背放置 1~3 千克沙（或米）袋。依徒手鍛煉法伸直小腿，股四頭肌收縮→酸脹→放鬆。重複鍛煉。

（2）自我推拿：指揉血海、膝眼，每穴各 1 分鐘，膝眼穴時間可適當增加。

【每日練習】

1. 髕下脂肪墊勞損如何推拿治療？
2. 膝關節半月板損傷後有哪些主要症狀？

週 5

脛骨結節骨骺炎

脛骨結節位於膝前脛骨近端，骨性突起。本病好發於青少年，是一種由創傷或勞損引起脛骨結節骨骺的無菌性炎症。

【臨床表現】

以脛骨結節處疼痛、腫脹為特徵。劇烈活動時其疼痛可加重，下跪時疼痛明顯，病程較長，可自行恢復。但無紅、熱，無明顯關節功能障礙。脛骨結節局限性壓痛，雖有腫脹但膚色正常，皮溫不高。

【治療】

（1）治療法則：祛瘀定痛。

（2）常用穴位及部位：阿是、陽陵、絕骨、委中等穴，股四頭肌遠端及小腿近端。

（3）常用手法：指揉法、抹法、擦法、拿法，熱敷法。

（4）操作方法：患者取仰臥位，醫者坐於患側，先於股四頭肌遠端施掌根按揉，逐漸沿髕韌帶而下至脛骨結節。如此上下往返 3~5 分鐘。

繼以上體位指揉血海、阿是、陽陵、絕骨諸穴，以阿是穴為重點，加倍治療，5~8 分鐘。沿脛脊作自上而下的抹法 20~30 次。

拿委中，擦脛骨結節，局部熱敷後結束治療。

【注意事項】

（1）最佳方法是患肢制動。

（2）避免劇烈體力運動，如踢球、跑步等。

（3）疼痛劇烈時可用地塞米松 5 毫克加 1% 利多卡因 2 毫升局部封閉。

【每日練習】

1. 脛骨結節骨骺炎主要臨床表現是甚麼？
2. 患有脛骨結節骨骺炎的青少年應注意些甚麼？

第十一週

跗管綜合征

在內踝後下方與跟骨、距骨和屈肌支持帶構成的骨－纖維鞘管稱之謂跗管（圖 94）。此跗管內有長屈肌腱、趾長屈肌腱、脛後肌腱、脛後動靜脈和脛後神經通過。當脛後神經遭受壓迫引起足底痛為主的一組病症就叫做跗管綜合征，亦稱為踝管綜合征。踝關節由於負重大，活動頻，易於發生急慢性損傷，踝關節骨折的畸形癒合或上述肌腱的無菌性炎症、充血、水腫等因素致跗管狹窄，管內壓力增高後均可壓迫和刺激脛後神經而發生本病。

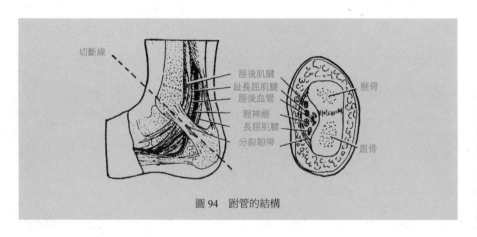

圖 94　跗管的結構

切斷線

脛後肌腱
趾長屈肌腱
脛後血管
脛神經
長屈肌腱
分裂韌帶

脛骨

跟骨

【臨床表現】

（1）沿足內側至足底，足趾有燒灼樣疼痛，夜間或行走時疼痛加重。疼痛可向膝部放射。

（2）足趾部出現皮膚乾燥，汗毛脫落等交感神經營養障礙症狀。

（3）足底皮膚感覺減退。

（4）內踝屈肌支援帶局部叩擊時，足底部針刺樣痛加重，即替尼爾徵陽性。

【治療】

（1）治療法則：舒筋通絡。

（2）常用穴位及部位：三陰交、太溪、商丘、解溪、公孫、湧泉、阿是等穴，及內踝、足底、足趾。

（3）常用手法：指揉法、按壓法、捻法、拿法、擦法，關節運動法和熱敷法。

（4）操作方法：患者取仰臥位，醫者坐於患足側。先屈小腿，以輕柔的拿法施於小腿三頭肌，由近端向遠端 3~5 遍。指揉三陰交、太溪、解溪、商丘、公孫諸穴，每穴 1 分鐘。以三陰交、太溪、商丘三穴為治療軸線，着重點指揉法。在指揉足穴的同時，可配合做踝關節屈伸、內翻、外翻的被動運動。

繼以上體位，將患肢略外展外旋，微屈小腿使足心向上。以雙手拇指重疊，從足跟向足趾方向、由內側到外側，逐一施按壓法（圖95）5~8 分鐘。以湧泉穴和阿是穴重點刺激。分別捻諸足趾 2~3 遍。

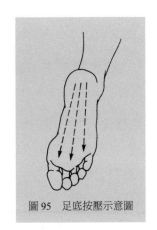

圖 95　足底按壓示意圖

217

最後施擦法於足底，特別是商丘、太溪、三陰交這條治療軸線；濕熱敷內踝及足底部結束治療。

【自我保健】

（1）指揉商丘、太溪、三陰交治療軸線，每日 2~3 次，每次 3~5 分鐘。

（2）也可請專科醫師開相關中藥熏洗。

【注意事項】

（1）可用護踝保護，既可禦寒，又能加強踝關節的穩定性能。

（2）症狀嚴重，而保守治療無效者，可採用手術治療。

跟 痛 症

跟痛症是指足跟部蹠側（足跟底部）以疼痛為主的一種病症。本病屬一種骨質退行性改變。由於附着在跟骨結節處的蹠腱膜受到長期的牽拉、刺激而產生損傷變性、慢性無菌性炎症，以及跟骨的骨質增生引起足跟痛。中醫學認為本病是由肝腎不足而造成。

【臨床表現】

足跟部疼痛，當行走或承重後疼痛會加重，休息後症狀會減輕。足跟底部內側（即跟骨結節內側）有明顯壓痛點。跟骨側位 X 線片可見有骨刺或增厚的骨膜。

【治療】

（1）治療法則：疏筋活血，袪瘀止痛。

（2）常用穴位及部位：承山、三陰交、太溪、湧泉、阿是等穴，內踝及足跟底部。

（3）常用手法：指揉法、按壓法、拿法、擦法及熱敷法。

（4）操作方法：患者取仰臥位，醫者坐於患足側。先屈小腿，在小腿三頭肌遠端和跟腱施以拿法，雙手交替，用力要輕柔 3~5 遍。再分別指揉承山、三陰交、太溪諸穴，每穴各 1 分鐘。

繼以上體位，將患肢略外展外旋，微屈小腿，使足心向上，以雙手拇指重疊按壓足跟底部，由後向前，從側向依序按壓；以阿是穴為重點，加倍（時間和力量）施之。在阿是穴按壓的同時可輔以按揉法，這樣可緩解疼痛。總共 5~6 分鐘。而後在湧泉穴施以指揉法，手法刺激量不要太大，1 分鐘左右。

繼以上體位在足底部施以擦法，以熱為度。最後在足跟底部予以熱敷結束治療。

【自我保健】

（1）分別指揉太溪、湧泉穴，每穴 1 分鐘，每日 2~3 次。

（2）按壓阿是穴及其周圍約 2 分鐘，每日 2~3 次。

（3）中藥外洗（外洗方藥可諮詢專科醫師）：將足跟底部浸入藥液中。每日 1 次。當中藥煎成浸洗患足之前，可加入適量（30~50 毫升）米醋。

【注意事項】

（1）宜穿軟底鞋和平跟鞋。

（2）減輕足部負重。

（3）加用海綿跟墊（圖 96）可減

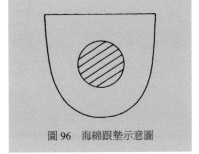

圖 96　海綿跟墊示意圖

少局部壓迫。取 1~1.3 厘米厚海綿一塊，先製成跟墊狀，大小以能置墊於鞋內為宜；而後在海綿的中部（即相當跟骨骨刺部位）再剪一小圓洞即可告成。並將自製的海綿跟墊置於鞋內即可奏效。

【每日練習】

1. 蹠管綜合征如何推拿治療？
2. 跟痛症是何病？如何推拿治療？

週 2

類風濕關節炎

類風濕關節炎是一種能引起嚴重畸形的慢性對稱性多關節炎為主的全身性自身免疫性疾病。以青壯年女性為主，約 80% 患者的發病年齡為 20~45 歲。中醫學認為類風濕關節炎屬 "骨痹" 範疇。

【臨床表現】

（1）多數患者起病隱匿、遲緩：在關節症狀出現前，先有疲乏無力、食慾減退、肌肉酸痛、手足麻木、不明原因低熱等前驅症狀。隨後出現關節疼痛、晨僵、腫脹、局部溫度升高等局部症狀。同時伴有不規則發熱，體重減輕、脈搏增快、貧血等全身症狀。

（2）多關節受累：開始時可能 1~2 個關節受累，往往是呈遊走性的。以後發展為對稱性多關節炎。關節的受累常從四肢遠端的小關節開始，以近節指間關節最常發病，呈梭狀腫大，依次為掌指、趾、腕、膝、肘、踝、肩和髖關節。晨僵（即晨間的關節強直）是本病的又一重要症狀。

（3）發病緩慢而漸進：病變發作與緩解交替出現，病程可長達數年至數十年，最後關節活動極度受限，甚至發生畸形。膝、肘、手指、腕部都固定在屈位，手指常在掌指關節處向外側半脫位，形成特徵性的尺側偏傾畸形（圖 97 ）。此時患者對日常生活的活動，如穿衣、進餐、翻身等都需人協助。關節受累較多的患者更是終日不離牀褥，因不能動彈而極度痛苦。

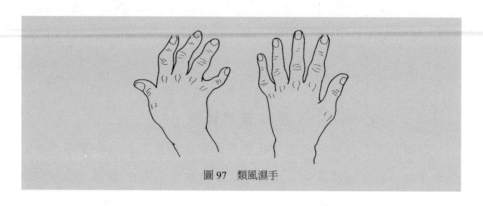

圖 97　類風濕手

【治療】

（1）治療法則：補肝腎，強筋骨，通氣血，利關節。

（2）常用穴位及部位：膈俞、肝俞、脾俞、胃俞、腎俞、肩三穴、曲池、外關、陽池、陽溪、合谷、後溪、血海、陽陵、足三里、絕骨、崑崙、解溪、湧泉諸穴，及四肢諸病變關節。

（3）常用手法：指揉法、捏脊法、拿法、捻法、抹法、搖法、擦法及關節運動法。

（4）操作方法（以介紹手、足部為主）：患者取俯臥位，醫者立於其左側。分別以指揉法施於背部諸俞穴，以膈俞、肝俞、脾俞、胃俞、腎俞為重點交替操作，有酸脹得氣即可。而後施以膀胱經擦法（中背部）。再施以捏脊法從骶尾部起向上至頸胸段 3~5 遍。總共約 5 分鐘。

患者取仰臥位，醫者坐於其患側。先在患肢前臂掌側和背側交替施以掌根按揉法，由近端向遠端腕關節方向過渡。分別拿前臂橈側肌

222

羣和尺側肌羣。指揉外關、陽池、大陵諸穴並配合腕關節屈伸、橈偏、尺偏及順時針方向和逆時針方向的腕關節被動運動。擦腕背側和腕掌側，均以熱為度。拿合谷，捻、抹諸手掌指關節，近節指間關節和遠節指間關節；並配合諸小關節屈伸的被動運動和搖動諸掌指關節。指揉掌側骨間肌和背側骨間肌。總共約 10 分鐘。

這一節是對類風濕手推拿操作的大體程式，由近端到遠端可做到有條不紊。在臨床上可根據上法原則作調整、組合。

類風濕足操作方法如下：患者取仰臥位，醫者坐於其患側。先在患肢脛骨前肌用掌根按揉法由近端向遠端足背接近。微屈下肢，醫生雙手交替拿小腿腓腸肌直至跟腱，上下重複操作。分別指揉陽陵、足三里、絕骨、崑崙、太溪、解溪諸穴，並配合踝關節屈伸和內翻、外翻的被動運動。擦足背以熱為度。指揉足背、內踝、外踝、及足背諸蹠骨間隙內在肌，捻、抹、搖、諸趾關節。參照跗管綜合征作足底按壓法。總共治療約 10 分鐘。

當推拿手法治療結束後，手、足部均可配合熱敷治療。

【自我保健】

（1）摩小腹 3~5 分鐘，揉足三里各 1 分鐘，每日 2 次。

（2）自我捻、抹、搖諸病變關節，每日數次。

（3）可請專業中醫師開中藥熏洗，每日 1 次。

【注意事項】

（1）在能耐受關節疼痛的限度內，必須持之以恆地、有規律地鍛煉每一個受累的關節，每日 1~3 次，每次數分鐘至 10 數分鐘。

（2）堅持綜合治療和早期治療，恢復大多較好。

（3）注意保暖、避免疲勞，減少反覆發作的誘因。

（4）增加飲食中蛋白質、糖和各種維生素的攝入。

【每日練習】

1. 典型類風濕手的畸形怎樣描述？

2. 請講述類風濕手的推拿操作程式。

偏癱（中風後遺症）

中醫學稱之為"偏枯""半身不遂"，是由於臟腑陰陽嚴重失調、氣血運行失常，加上陰虧於下，肝陽亢盛於上；血隨氣逆，夾痰夾火而形成瘀血上沖於腦，蒙蔽心神、橫竄經脈所造。本證因正氣虧虛而瘀血阻滯肢體脈絡，脈絡失養，出現半身不遂。

【臨床表現】

（1）一側上下肢體癱瘓：上肢以伸肌羣、下肢以屈肌羣癱瘓明顯，肌肉張力增高。所以上肢表現為屈曲，下肢表現為伸直體態，行走呈畫圈樣步態（割草步態）。

（2）面神經麻痹：呈現中樞性面神經麻痹的特點，即上半部面肌一般都不麻痹，或有極輕度麻痹，為時短暫，很快即恢復正常。

（3）偏側感覺障礙：雖然是半身，但以肢體遠端最為明顯。

（4）其他伴隨症狀：肢體遠端浮腫，皮膚乾燥無光澤、脫屑，毛髮乾而脆易脫落，指甲凹陷變形。晚期有廢用性肌萎縮。

【治療】

推拿對本病的治療一定要在腦血管病經搶救脫險病情穩定後，血壓及生命指徵均正常的情況下方可選用。

（1）治療法則：活血祛瘀，疏經通絡，康復肢體。

（2）常用穴位及部位如下。

1）頭面頸項部：百會、四神聰、睛明、太陽、頰車、地倉、迎香、風池、風府等穴，眼輪、口輪匝肌、面肌等部位。

2）背部：背俞、督脈諸穴。

3）上肢部：肩三穴（肩髃穴、肩髎穴、肩前穴或肩貞穴）、曲池、合谷、外關等穴，及上肢伸肌羣。

4）下肢部：環跳、髀關、伏兔、血海、風市、承扶、殷門、委中、承山、崑崙、解溪等穴，及下肢屈肌羣。

（3）常用手法：按壓法、指揉法、魚際揉法、抹法、拿法、掃散法、搖法、搓法、抖法、捻法、擦法等，及關節運動法。

（4）操作方法：患者取俯臥位（若不能俯臥或不能較久俯臥者可改為側臥位，患側在上），醫者立於患側。從肩井起施以掌根按揉法，自肩後、上背、經骶棘肌而下至腰骶部，並上下多次往返按揉骶棘肌。在按壓背俞穴基礎上，重點按壓膈俞、肝俞、三焦俞、腎俞等穴及督脈大椎、筋縮、腰陽關等穴，約 5 分鐘。

繼以上體位，在患側臀部施掌根按揉法和按壓環跳、居髎等穴相結合，並配合做髖關節內、外旋轉的被動運動（請參閱"梨狀肌綜合征"治療中有關章節，本書第 205 頁）。按壓承扶、殷門、委中、承山諸穴；掌根按揉股後、膕窩，小腿後屈肌羣；重點是拿、捻跟腱並配合踝關節背伸的被動運動（圖 98）。總共 5~6 分鐘。

患者仰臥位，醫者立於患側。先掌根按揉三角肌，指揉肩三穴，

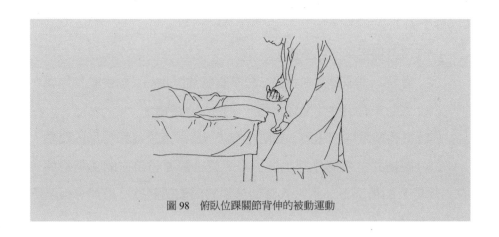

圖 98　俯臥位踝關節背伸的被動運動

拿三角肌、肱二頭肌、肱三頭肌，以肱三頭肌為主，並配合肩關節外展、外旋、內旋、內收、前屈等被動運動（請參閱 "肩周炎" 治療中有關章節，本書第 150 頁）。繼而指揉曲池、手三里拿前臂橈側肌羣和前臂尺側肌羣，配合肘關節屈伸的被動運動；再指揉外關、陽池，拿合谷，按揉大、小魚際肌，指揉掌側骨間肌和背側骨間肌，並配合腕關節屈伸、尺偏、橈偏的被動運動；捻、抹、搖諸掌指、指間關節結束治療，總共約 5 分鐘。

　　繼以上體位。先在股前、股外、股內分別施掌根按揉法，按壓髀關、伏兔、風市、血海諸穴，拿股四頭肌、股後肌羣、內收肌羣，並配合髖關節屈伸和環轉的被動運動（請參閱 "強直性脊柱炎" 治療中有關章節，本書第 191 頁）。以掌根按揉髕骨，指揉膝眼、陽陵、足三里、絕骨、太溪、崑崙諸穴，拿小腿腓腸肌，並配合膝關節屈伸的被動運動。再指揉解溪、湧泉及諸骨間肌、抹、捻諸足趾，並配合踝關節及諸足趾的搖法，共 5~6 分鐘。

　　繼以上體位。抹前額，掃散兩側顳部，按揉百會、四神聰，拿風池結束治療。若有面神經麻痹者，請參閱面神經麻痹治療。

【注意事項】

（1）情緒穩定，不能急躁！

（2）忌煙、酒等刺激性食品，忌高脂肪油膩食品，忌食動物內臟。

（3）生活要有規律，勞逸結合，保持大便通暢。

（4）對長期臥牀的患者，要防止肺炎，泌尿道炎症和褥瘡的發生。

（5）要樹立與疾病作鬥爭的信心，堅持醫療和自主的功能鍛煉。在力所能及的情況下，請家人幫助分別對癱瘓關節逐一鍛煉，但又不宜過度疲勞。

【每日練習】

1. 何謂偏癱？
2. 偏癱患者有哪些注意事項？

週 4

呃 逆

呃逆是氣逆上衝，喉間呃呃連聲，聲短而頻，令人不能自制的一種症狀，古代文獻稱"噦"，又稱"噦逆"。胃氣上逆動膈是造成呃逆病的基本病因。而引起胃失和降的病理因素，則有寒氣蘊蓄、燥熱內盛、氣鬱痰阻及氣血虧虛等方面。此外，肺氣失於宣通，在發病過程中也起了一定的作用。

呃逆一證，輕重差別極為明顯。如偶然發作，大都較輕，常可自行消失。或刺鼻取嚏，或突然給以驚恐，或閉氣不令出入，皆可取效。若持續不斷，則需根據寒熱虛實辨證，及時給予適當的治療，始能漸平。若在其他急、慢性病之嚴重階段出現，則為病勢轉向危重的預兆，謂之"土敗胃絕"，預後不佳，更應倍加注意。

【 臨床表現 】

（1）寒氣蘊蓄：呃聲沉緩有力，胃脘不舒得熱則減，得寒則甚，口不渴，舌苔白，脈遲緩。

（2）胃中燥熱：呃聲洪亮，連續有力，衝逆而生，喜冷飲，面赤，舌苔黃，脈數。

（3）氣鬱痰阻：呃逆連聲，胸脅脹悶，由抑鬱惱怒而發作，情志轉舒則稍緩，頭昏目眩，舌苔薄膩，脈弦滑。

（4）氣血虧虛：呃聲低沉無力，面色蒼白，手足不溫，舌淡苔白，脈細弱無力。

【治療】

（1）治則：和胃，降氣，平呃。胃寒者加溫中祛寒；胃熱者泄熱通腑；氣鬱痰阻者輔以降氣化痰；氣血虧虛者溫補脾胃。

（2）常用穴位及部位：缺盆、天突、膻中、中脘、章門、期門、膈俞、胃俞、內關等穴。

（3）常用手法：按法、摩法、揉法、擦法、點法等。

（4）基本操作：患者取仰臥位，醫者坐於右側，以中指端按揉缺盆穴，以酸脹為度，每側 1 分鐘；然後按揉天突穴半分鐘，再揉、摩膻中 1 分鐘。此三穴均能寬胸降逆。

繼以上體位，揉中脘 1~2 分鐘；摩章門、期門左右各 1~2 分鐘；再指揉雙上肢內關穴。

患者取坐位，醫者立於後側以雙指揉法施於膈俞、胃俞，各 1 分鐘。以有酸脹得氣感為佳。最後搓背及脅肋。

對胃寒者，加強揉中脘，以胃脘有溫熱感為佳。並在背部胃俞加橫向擦法以熱為度。

對胃燥熱者，加按、點上、次髎，按壓湧泉穴，以酸脹為度。

對氣鬱痰阻者，加摩中府、雲門穴，並加強揉摩章門、期門；按揉豐隆穴。

對氣血虧虛者，加揉摩氣海、關元；背部加捏脊法；按揉內關、足三里。

230

對呃逆頻者，加強膈俞、胃俞穴的點、壓法。

【注意事項】

（1）少食生、冷、辛、熱等食品。

（2）情緒安寧。

【每日練習】

呃逆症的推拿基本操作是甚麼？

週 5

面部保健按摩

面部按摩又稱浴面。通過面部按摩可袪除皮膚表面的排泄物，清除衰亡的上皮細胞，促進頭面部的血液循環，改善皮膚的呼吸，有利於汗腺和皮脂腺的分泌，增強皮膚的光潔潤澤和彈性，並能延緩皮膚的衰老。

面部按摩既可以進行自我按摩，也可以由家庭中夫妻、親屬之間相互按摩操作。只要持之以恆，面部按摩可以達到醒腦、明目、美容的目的。面部按摩常用的手法有以下三種。

【面部肌紋按摩法】

根據面部的肌肉、皮紋的走向（圖 99、100），施以指揉法（圖 101）。

（1）額部：以中指螺紋面貼於前額中央起，螺旋形打圈，由內向外直至太陽穴，重複操作 5~8 次。

（2）面頰：以嘴角至目外眥，以食指、中指、無名指三指螺紋面螺旋形打圈，由下而上，重複操作 5~8 次。

（3）鼻部：由鼻翼至鼻根部，用中指上下往返按摩 3~5 次。

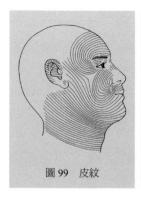

圖 99　皮紋

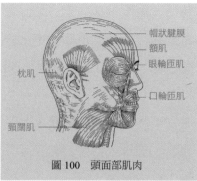

圖 100　頭面部肌肉

帽狀腱膜
額肌
眼輪匝肌
枕肌
口輪匝肌
頸闊肌

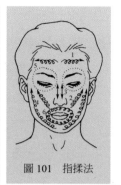

圖 101　指揉法

（4）下頷：從下頷角至耳垂前，螺旋形打圈 5~8 次。

（5）眼周：以上下眼眶為基礎，中指螺紋面沿眼眶緣螺旋形打圈，4~5 次，不能觸及眼球。

（6）口周：沿嘴唇上沿和下沿，圍繞口周螺旋形打圈，以順時針方向按摩 4~5 次。

【穴位指壓法】

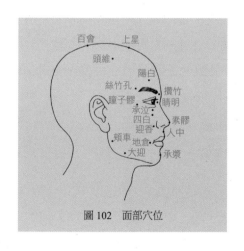

圖 102　面部穴位

百會　　上星
頭維
陽白
絲竹孔　　攢竹
瞳子膠　　睛明
承泣
四白　　素膠
迎香
頰車　地倉　人中
大迎　　承漿

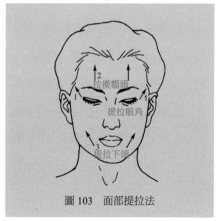

圖 103　面部提拉法

拉摸額頭
提拉眼角
提拉下頷

（1）分別指壓印堂、神庭、頭維、太陽諸穴（圖 102）。手法由輕到重，再由重到輕，每穴 4~5 次。

（2）點攢竹、睛明、魚腰、絲竹空、瞳子髎、承泣、四白諸穴。手法由輕到重，再由重到輕，每穴 4~5 次。

（3）雙手掌拉摸眼睛，中指向上提拉眼角 4~5 次（圖 103）。

（4）拉摸額頭 4~5 次（圖 103）。

（5）點禾髎 3~5 次；指揉鼻翼至鼻根，上下往返 3~5 次。

（6）點承漿、地倉、頰車、顴髎諸穴。手法由輕到重，再由重到輕，每穴 4~5 次（圖 102）。

（7）指揉下頜，由前向後 4~5 次；向上提拉下頜 4~5 次（圖 103）。

（8）捏揉雙耳輪，由上而下 2~3 次；夾搓雙耳 4~5 次。

【拍擊按摩法】

以指端螺紋面為着力點，彈拍頭面部的肌膚，從而達到令面部皮膚收緊、富有彈性的效果。

彈拍時是用腕力，手法要輕柔、連貫，不能用重力。眼部的上眼瞼不能彈叩，只能用中指端彈叩眉弓部；下眼瞼彈叩以眼眶為主。

彈拍順序：從右側前額起→左側前額→左顴骨→左面頰→左下頜→右下頜→右顴骨→右前額。重複 3~4 次。

眼部：先彈叩雙眉弓，再彈叩下眼眶。

唇部：先彈叩上嘴唇，再彈叩下嘴唇。

面部彈拍、彈叩時均由內而外。

【注意事項】

（1）手法都應輕柔、服貼、穩定、有節奏。

（2）是以雙手中指、無名（環）指羅紋面在面部滑動為主。

（3）力度要輕，切忌將皮膚推出皺紋來。

（4）若是化妝的女士，首先要卸妝，用卸妝用品分別對眼、唇、面部逐一卸裝。第二步潔面，選用適合自己的潔面用品，對額頭、鼻尖、雙頰、下頜、耳部、頸部進行揉洗，然後用清水洗淨，再用乾毛巾或面巾紙把水分吸乾後進行按摩。

【每日練習】

掌握面部按摩三種手法操作的基本要領。

第十二週

小兒推拿

小兒推拿是中醫推拿的一個重要組成部分。從基礎到臨床都具有自身的特點。為了使讀者了解小兒推拿，本書通過概述、手法、穴位、治療四個方面作些簡要介紹。

一、概述

【小兒生理特點】

小兒生理主要表現為生機蓬勃，發育迅速，然而臟腑嬌嫩，形氣未充。小兒自出生後一方面都在不斷地生長發育，成長壯實，古人把處於這種發育迅速階段的小兒稱之為"純陽之體"。但另一方面小兒又如初生的嫩芽，臟器柔弱，故又有"稚陽未充，稚陰未長"的論説。稚陰稚陽，是指小兒形體無論在物質基礎和生理功能活動上均未臻完善，需要特別呵護。

【小兒病理特點】

　　小兒病理主要表現為發病急、變化大，但經過正確醫治，易趨康復。小兒因體質和功能均較脆弱，加以寒暖不能自調，飲食不能自節，因此外易為六淫所侵，內易為飲食所傷。對於突然發生的強烈刺激，往往不能忍受而容易出現驚恐狀態。在先天稟賦不足或後天餵養失調的情況下，常可引起發育障礙，表現有“五遲”、“五軟”等病態。又因對疾病的抵抗力較差，特別易患麻疹、腮腺炎、百日咳等傳染病。小兒患病後病情往往比成人為重，當發熱較高時，易於抽搐、驚厥；感受風寒之後極易導致肺炎、喘咳。總之小兒病情來勢急，變化多而迅速，可併發嚴重病症，但如能診療及時，護理得當，也容易痊癒，較快地恢復其生理功能。

【辨證特點】

　　首先小兒不會訴說病情，問診常是間接的，因而不能確切地反映實際情況。較大孩兒雖能自述，也多是言不達意。其次，嬰兒氣血未充，脈象難憑，尤其在診察時哭鬧不安，更易影響氣息脈象。聞診雖能反映一些情況，但也不夠全面。只有望診不受種種條件的限制，反映病情比較可靠，應予以重視。此外，從八綱辨證來看，由於小兒陽氣偏盛，感受外邪後易寒隨熱化，臨床以陽證、熱證、實證居多。下面着重介紹幾項小兒特色的診法。

　　（1）望小兒指紋：指紋是浮露於食指橈側緣的脈絡，是手太陰肺經的一個分支，所以望指紋與診寸口脈有相似的臨床意義。由於小兒切脈部位短小，診脈時常啼哭躁動，影響脈象的真實性，而指紋處皮膚薄嫩，脈絡易於暴露，故對三歲以下的小孩常結合指紋的變化以輔助診斷。

指紋分"風""氣""命"三關，即食指掌指紋為"風關"，近節指間紋為"氣關"，遠節指間紋為"命關"（圖104）。

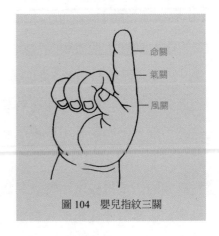

圖 104　嬰兒指紋三關

（1）望指紋方法：在自然光線下，暴露患兒小手，醫者用左手拇、食二指握住小兒食指遠端；以右手拇指在小兒食指橈側，從指端向指根部輕推幾次，用力要適中，使指紋更為顯現，便於觀察。

（2）望指紋內容：主要從指紋色澤、長短和浮沉三個方面來分析觀察。

色澤：正常指紋，色呈淺紅，隱現於風關之內。患病之後，色鮮紅者，多屬外感風寒表證；色紫紅者，多為熱證；色紫黑者，多為血絡鬱閉，病情危重；色淡者，多為虛證；色滯暗者，多為實證；色青者，多為驚風，或為痛證。

長短：一般說來，指紋在風關者，為邪淺病輕；指紋透氣關者，為邪已深入；指紋達命關者，為病情較重；若指紋一直延伸到指甲端，即所謂"透關射甲"，為病情重篤。

浮沉：指紋浮現明顯者，是病在表；沉隱不顯者，是病在裏。

現代醫學認為，望指紋是觀察食指橈側的淺表靜脈，指紋充盈度的變化主要與靜脈壓有關。心力衰竭、肺炎等患兒，大多數可見指紋向命關延伸，這是靜脈壓升高所致，靜脈壓愈高，指紋的充盈度就愈大，也就愈向指尖方向伸展。指紋的色澤在某些程度上可反映體內缺氧的程度，缺氧愈甚，血中還原血紅蛋白量就愈高，指紋的青紫色就愈明顯，因而肺炎及心力衰竭的患兒多出現青紫或紫色指紋；貧血的患兒則由於紅細胞及血紅蛋白減少，指紋則淡。

（2）小兒切脈：小兒前臂短小，切脈部位"寸口"就更為短小，不容三指以候寸、關、尺，可用"一指(拇指)定關法"，也稱為一指定三關（圖105），而不

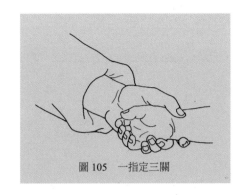

圖105　一指定三關

細分三部。小兒平脈(正常脈象)較成人快，一般 1~2 歲左右小兒，脈搏每一息(即是一呼一吸)跳動 6~7 次；3~6 歲小兒，每一息跳動 5~6 次。以後隨年齡增加，而脈搏則相對減少。小兒診脈通常以浮、沉、遲、數，辨表、裏、寒、熱；以有力、無力來定虛、實。

浮脈：輕按即能清楚感到脈搏跳動，主表證。

沉脈：輕按不易感覺，重按才可能觸到，主裏證。

遲脈：脈搏比該年齡小兒緩慢，主寒證。

數脈：脈搏比該年齡小兒快，主熱證。

脈有力：為實證。

脈無力：為虛證。

【每日練習】

1. 請掌握小兒生理、病理特點。
2. 何謂望小兒指紋？怎樣去觀察分析指紋？
3. 何謂"一指定三關"？怎樣辨證三關病變？

二、小兒推拿常用手法和遞質

小兒推拿常用手法有其一定的特點，現主要介紹如下。

【推法】

推法在小兒推拿臨床應用相當廣泛。有直推法、分推法、合推法和旋推法四種。

（1）直推法（圖106）：醫者用拇指橈側緣，或用食、中兩指指面附着於治療部位，做單方向的直線推動，即：甲→乙。常用於推拿特定穴中的“線狀穴位”和“五經”穴等。

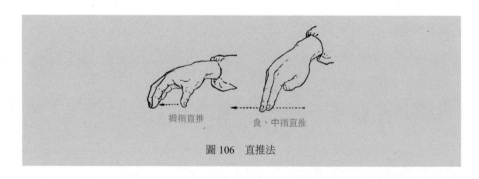

拇指直推　　　食、中指直推

圖106　直推法

動作要輕快連續，一拂而過，如帚拂塵狀，以推後皮膚不紅為佳。

手法頻率每分鐘 250~300 次。推動時必須行直線，不可歪斜，以恐動別經而招患。

功效：清熱解表，止瀉通便，除煩安神。

主治：外感發熱、腹瀉、便秘、驚惕煩躁等症。

（2）分推法：用雙手拇指羅紋面以穴位為中心向兩側作分向的推動，稱為分推法，又稱為"分法"，即：乙←甲→乙。本法運用時，兩手用力要均勻、柔和協調。一般分推 20~30 次。常用於額前、胸部、腹部、背部、腕掌部。

功效：分理氣血，調和陰陽。

主治：發熱、咳嗽、腹脹、便秘等症。

（3）合推法：合推法是與分推法相對而言，又稱合法、和法，即從：乙→甲←乙。動作要求同分推法，只是推動方向相反。適用部位同分推法。在臨床上合推法常與分推法配合使用，一分一合起到相輔相成的作用。

功效：和陰陽，理氣血。

主治：發熱、腹脹、便秘等症。

（4）旋推法：醫生用拇指羅紋面輕附於治療的穴位上，做順時鐘方向的環旋移動。即：⊚。旋推法僅依拇指在皮膚表面作旋轉推動，一般不帶動皮下組織。手法頻率每分鐘 150~200 次。主要用於"五經"穴。

功效：健脾和胃，補肺益腎。

主治：脾胃虛弱、消化不良、肺虛咳嗽等小兒虛證。

【運法】

運是運轉的意思，在治療部位做弧形或環形推動（圖 107）稱為運法。亦有人稱運推法，屬推法的一種。
也是小兒推拿的常用手法之一。即：
∪ ∪或○ ○。

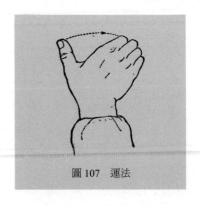
圖 107　運法

醫者以拇指羅紋面，或用中指羅紋
面，附着於治療穴位，做由此穴向彼穴
的弧形推動。或在穴周作周而復始的環
形推動。

運法宜用於弧線狀穴位或圓形穴位。在操作時，一是宜輕不宜
重，僅是皮膚表面摩擦，而不帶動皮下組織。二是宜緩不宜急，每分
鐘頻率 80~100 次。運法與旋推法的異同見表 23。

表 23　運法與旋推法的異同

方法	相同點	異同點
運法	均在體表作環形推動都不帶動皮下組織	運動幅度較大頻率較慢，每分鐘 80~100 次
旋推法		運動幅度較小頻率較快，每分鐘 160~200 次

功效：清熱除煩，寬胸理氣。

主治：發熱、胸悶、嘔吐等症。

【捏法】

以拇指和其他手指在治療部位做對稱性的擠壓、捻動，稱為捏法。

若以捏法施於脊柱，就稱為捏脊法。由於此法善治小兒"疳積"，
收效神奇，所以又稱為"捏積法"。下面介紹捏脊（積）法（圖 108）的
兩種操作方法。

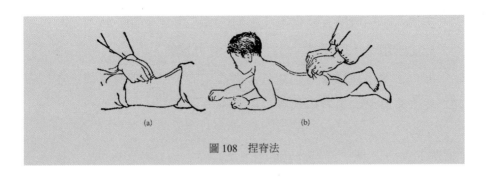

圖 108　捏脊法

（1）醫者雙手呈握拳狀，以食指中節的背側緊貼於患兒脊柱兩側，拇指伸直前置，並對準食指中節橈側掌面，而後將皮膚捏起，並輕輕擠壓、捻動，雙手交替，緩慢移動向前，見圖 108（a）。

（2）醫者雙腕下垂拇指伸直，指面向前，與食、中兩指指面相對；以拇指指端掌面分別緊貼於患兒脊柱兩側，食、中兩指與拇指相對用力將皮膚捏起，並輕輕擠壓、捻動，雙手交替，緩慢移動向前，見圖 108（b）。

捏脊（積）的操作一般均由龜尾穴開始，沿脊柱兩側而上止於大椎穴，一般連續操作 5~6 遍。結合病情，對需加強手法刺激的患兒，常用捏三提一法；即先捏脊一遍，從第二遍起，每向前捏三次，雙手在同一平面同時用力向上提拉一次；或者對重要穴位如腎俞、脾俞、肺俞諸穴位處進行提拉。在提拉皮膚時，常聽到較清脆的"嗒、嗒"聲，這屬於正常的筋膜剝離聲。

另外在捏法應用時以拇指指端掌面為力點，而不能單純以拇指指端為力點，更不能將皮膚擰轉。捏起肌膚過多，則動作呆滯不易向前推進，過少則易滑脫；用力過重易疼痛，過輕又不易得氣。

功效：調整陰陽，疏通經絡，健脾和胃，促進氣血運行，改善臟腑功能，增強機體抗病能力。

主治：小兒疳積、消化不良、佝僂病、腹瀉等病症。

此法常用作小兒保健，增進食慾，強壯體質。

捏脊法除小兒推拿應用以外，對成人的失眠、神經衰弱、慢性胃腸功能紊亂等虛弱患者也同樣有治療作用。

【掐法】

用拇指指甲去按壓體表治療部位的一種手法，稱為掐法，本法刺激性強，力量集中，有以指代針之意，所以也稱為"指針法"。可用於急救昏厥的患者。

以拇指指甲為力點，對體表穴位進行按壓。掐法操作時，宜垂直用力按壓，不宜摳動，以免損害皮膚。當掐法施用後常繼以揉法，以緩和手法刺激，減輕局部的疼痛反應。掐法施用次數一般以 5~6 次為宜，或中病即止，不宜反覆長時間的應用。

可適用於頭面及手足部痛覺敏感的穴位，如人中、老龍、十王等穴。

功效：開竅醒腦，回陽救逆。

主治：小兒驚風、昏厥等症。

【小兒推拿常用遞質】

小兒皮膚因為嬌嫩，容易損傷，二是為了提高小兒推拿的治療效果，所以在小兒推拿治療時常會借助一些遞質。小兒推拿遞質名目雖多，僅從臨床實用方面介紹以下幾種。

（1）蔥薑水：製作方法如下。若在夏季遇小兒發熱時，可用清水（泉水更好）或酒精替代。

選材：①青蔥：將蔥洗淨，用蔥白和全部根鬚。②老薑：洗淨，勿去皮，切成薄片。

製作：取等量蔥、薑放入容器內，再加入 75％乙醇（酒精），將蔥薑完全浸沒，放置 1~2 週或更長時間，待浸出液呈黃色即可使用。

作用：溫通經絡，散發寒邪，滋潤皮膚。可廣泛用於小兒推拿治療，特別對虛寒症尤為適用。

用法：先取蔥薑汁一份，再加入等量清水即可。用時醫者以手指先蘸蔥薑水，而後在治療穴位（或部位）施治。

（2）滑石粉：主要用於小兒肌性斜頸。因手法集中在患側頸部治療，時間較長，疼痛明顯，小兒啼哭，出汗較多，有滑石粉既可保護患兒皮膚，又便於臨床操作。

【每日練習】

1. 小兒推法分幾種？如何操作？
2. 運法與旋推法的異同點有哪些？
3. 請講述捏脊法的兩種操作方法。

三、小兒推拿常用腧穴

小兒推拿除了運用十四經穴及經外奇穴外，本身還有許多特定的穴位。這些穴位不僅有"點"狀，而且還具有"線"狀及"面"狀，這是特點之一。有相當多穴位都聚結在兩手，正所謂"小兒百脈匯於兩掌"，這是特點之二。

本章中着重介紹小兒推拿穴位位置（圖 109、圖 110）、操作方法、次數（時間）、主治及臨床應用。其中"次數"僅供 6 個月至 1 周歲患兒臨床治療時參考，同時尚要根據患兒年齡大小、身體強弱、疾病輕重等情況而有所增減。

上肢部穴位治療時，一般不分男女，僅操作一隻手即可，臨床習慣於推拿左手（亦可推拿右手）。小兒推拿操作的順序，一般是先頭面，後上肢，再胸腹、腰背，最後下肢。亦有根據病情或患兒體位元而定順序。但是對於疼痛較敏感的穴位，或具有較重刺激力的手法一般都放在最後操作，以利得到患兒的配合。

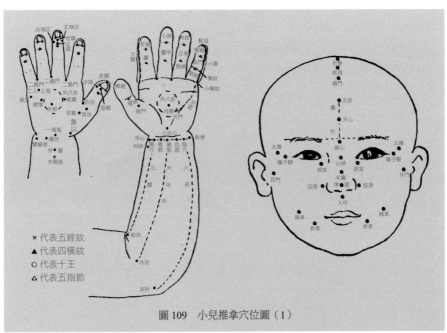

圖 109　小兒推拿穴位圖（1）

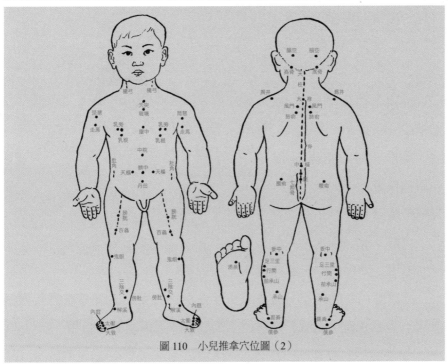

圖 110　小兒推拿穴位圖（2）

头面部穴位

（1）攢竹（天門）：線狀穴。

位置：兩眉中間至前髮際成一直線。

操作：兩拇指自下而上交替直推，稱推攢竹，又稱開天門（圖111）。

次數：30~50次。

主治：感冒、發熱、頭痛、精神萎靡、驚惕不安等。

臨床應用：①為小兒推拿常例手法（加推坎宮、

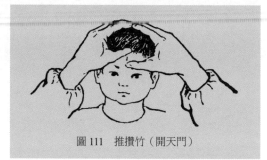

圖111　推攢竹（開天門）

揉太陽）之一，可用於外感表證及內傷雜病；②若驚惕、煩躁可與清肝經、按揉百會等穴合用。

（2）坎宮（陰陽）：線狀穴。

位置：自眉頭沿眉向眉梢成一橫線。

操作：兩拇指自眉心向眉梢作分推，稱推坎宮，又稱分陰陽（圖112）。

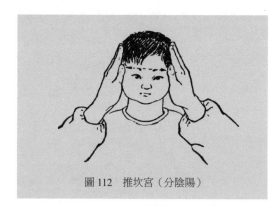

圖112　推坎宮（分陰陽）

次數：30~50次。

主治：外感發熱、頭痛目赤。

臨床應用：①為小兒推拿常例手法之一，可用於外感表證及內傷雜病；②目赤痛可與清肝經、掐小天心、清天河水等穴合用。

（3）太陽：點、線結合穴。

位置：眉後凹陷處。

操作：①兩拇指橈側自前向後直推，稱推太陽；②用中指指端揉或運，稱揉太陽或運太陽（圖113）。

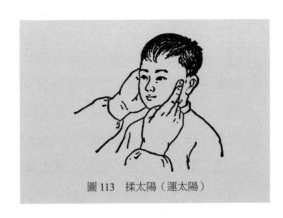

圖113　揉太陽（運太陽）

次數：30~50次。

主治：頭痛發熱，目赤痛。

臨床應用：①為小兒推拿常例手法之一，可治外感、內傷；②目赤痛除推、揉法外，可加點刺放血，以增強療效。

（4）人中

位置：人中溝，上1/3與2/3交界點。

操作：用拇指甲掐，稱掐人中。

次數：3~5次或醒後即止。

主治：驚風、昏厥、抽搐。

臨床應用：主要用於急救，對於人事不省、驚厥、抽搐時，可與掐十宣、掐老龍等穴合用。

（5）迎香

位置：鼻翼旁五分，鼻唇溝中。

操作：用食、中二指揉，稱揉迎香。

次數：20~30次。

主治：鼻塞流涕。

臨床應用：主要用於外感或慢性鼻炎引起的鼻塞，可與清肺經、拿風池等穴合用。

（6）百會

位置：兩耳尖連線交頭頂前後正中線上。

操作：拇指按或揉，稱按百會或揉百會（圖114）。

次數：按30~50次；揉100~200次。

主治：頭痛、驚風、脫肛、遺尿等。

臨床應用：①治驚風、煩躁，可與清肝經、清心經、掐揉小天心等穴合用；②治遺尿、脫肛，可與補脾經、補腎經、推三關、揉丹田等穴合用。

（7）耳後高骨

位置：耳後入髮際高骨下凹陷中。

操作：用拇指或中指揉，稱揉耳後高骨（圖115）。

次數：30~50次。

主治：頭痛、驚風、煩躁不安。

臨床應用：①外感頭痛可與常用手法清肺經等穴合用；②驚風、煩躁可與按百會、清心經等穴合用。

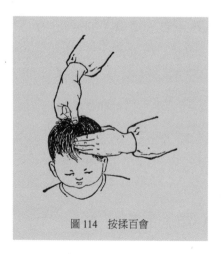

圖114　按揉百會

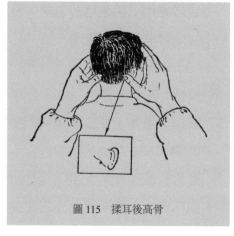

圖115　揉耳後高骨

（8）風池

位置：枕骨下胸鎖乳突肌與斜方肌之間。

操作：用拿法，稱拿風池。

次數：5~10 次。

主治：感冒、頭痛、頸項強痛。

臨床應用：①感冒、頭痛可與常用手法清肺經等穴合用；②頸項強痛可與揉列缺、揉頸項部肌肉合用。

（9）天柱骨：線狀穴。

位置：頸後髮際正中至大椎成一直線呈線狀穴。

操作：用拇指或食指自上而下直推，稱推天柱。

次數：推 100~500 次。

主治：發熱、嘔吐、項強、驚風等症。

臨床應用：①外感發熱、項強可與拿風池等穴合用；②嘔吐可與揉板門、揉中脘等穴合用。民間常可用湯匙蘸水自上而下刮天柱骨，刮至皮下輕度瘀血即可。作用同推天柱。

（10）頭面部常用穴位小結

1）解表推攢竹、推坎宮、揉太陽、拿風池、推天柱等。

2）鎮驚通竅按揉百會、揉迎香。

3）升陽舉陷按揉百會。

【每日練習】

1. 小兒頭面部常例手法包括哪幾項？
2. 小兒推拿操作的一般順序是怎樣按排的？

胸腹部穴位

（1）天突

位置：胸骨上窩正中。

操作：中指端按或揉，稱按天突或揉天突（圖 116）。

次數：10~15 次。

主治：咳喘胸悶、痰壅氣急、噁心嘔吐等。

臨床應用：①咳喘痰壅，可與推揉膻中、運內八卦等穴合用；②噁心嘔吐，與揉中脘、推脾土等穴合用。

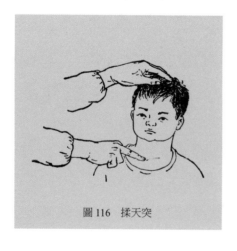

圖 116　揉天突

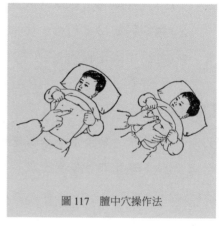

圖 117　膻中穴操作法

（2）膻中：點、線狀結合穴位。

位置：前正中線，兩乳頭之間。

操作：中指端揉稱揉膻中；兩拇指自穴中間向兩旁分推至乳頭，稱分推膻中（圖117）；用食、中指自胸骨切跡向下推至劍突，稱推膻中。

次數：推或揉 50~100 次。

主治：胸悶、咳喘、痰鳴、吐逆等。

臨床應用：①胸悶，取分推膻中；②咳喘、痰鳴，取揉膻中，可與推肺經、揉肺俞等穴合用；③吐逆，取推膻中，可與揉天突、按揉豐隆等穴合用。

（3）乳旁、乳根：點狀穴，常合併應用。

位置：乳頭向外旁開 2 分為乳旁，乳頭向下 2 分為乳根。

操作：食、中兩指分別置乳旁、乳根穴用揉法，稱揉乳旁、揉乳根。

次數：20~50 次。

主治：咳喘、胸悶。

臨床應用：咳喘、胸悶，可與揉膻中，揉肺俞等穴合用。

（4）脅肋：面狀穴位。

位置：從腋下兩脅至天樞處。

操作：兩手掌從兩脅腋下搓摩至天樞穴，稱搓摩脅肋（圖118）。

次數：50~100 次。

主治：脅痛胸悶、痰喘氣急、疳積等。

臨床應用：①脅痛、胸悶、痰喘氣急，可與揉膻中、推膻中等穴合用；②疳積者可多搓摩脅肋，加捏脊法。

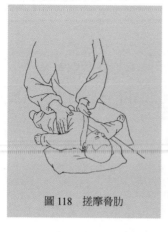

圖 118 搓摩脅肋

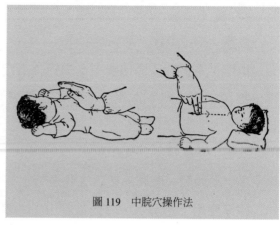

圖 119 中脘穴操作法

（5）中脘：點、線、面狀結合穴位。

位置：腹部正中線，臍上 4 寸。

操作：①用指端或掌根按揉中脘，稱揉中脘；用掌心或四指摩中脘部位，稱摩中脘；自天突起沿胸部正中線直下推至中脘，稱推中脘（圖 119）。

次數：揉 100~300 次；摩 5 分鐘；推 100~300 次。

主治：腹脹、噯氣、食積、食慾不振、嘔吐、泄瀉等。

臨床應用：①腹脹、食積、食慾不振、嘔吐、泄瀉，可與推脾經、按揉足三里等穴合用；②胃氣上逆、噯氣嘔噁，可與推板門、推天柱等穴合用。

（6）腹：面狀與線狀相結合穴位。

位置：腹部（以中腹為主）。

操作（圖 120）：①兩手沿肋弓角邊緣向兩旁分推，稱分推腹陰陽；②以掌或四指端摩腹，稱摩腹。

次數：分推 100~200 次；摩 5 分鐘。

主治：消化不良、腹痛腹脹、噁心嘔吐等。

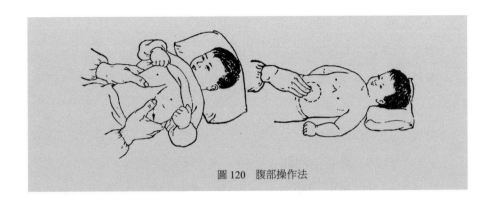

圖 120　腹部操作法

臨床應用：①對於消化道疾病，可與揉中脘、推脾經等穴合用；②常與捏脊法、按揉足三里合用，作為小兒保健手法；③與揉臍、揉龜尾、推上七節合用，是醫治小兒腹瀉有效的組合穴位。

（7）臍：點狀與面狀相結合穴位。

位置：肚臍。

操作：用中指端或掌根揉，稱揉臍（圖 121）。

次數：100~300 次。

主治：腹瀉、便秘、腹脹腹痛、疳積等。

臨床應用：①腹瀉、便秘，可與摩腹、揉龜尾，推七節等穴合用；②疳積，可與捏脊、揉中脘、揉足三里等穴合用。

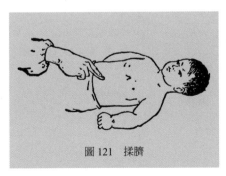

圖 121　揉臍

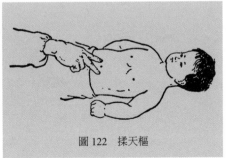

圖 122　揉天樞

（8）天樞

位置：臍旁 2 寸，左右成對。

操作：以食、中兩指分別置於兩側天樞穴指揉，稱揉天樞（圖 122）。

次數：50~100 次。

主治：腹瀉、腹脹、腹痛、便秘，消化功能紊亂。

臨床應用：急慢性胃腸炎及消化功能紊亂，可與揉臍、推脾經、按揉足三里等穴合用。

在臨床上，天樞與臍可同時操作，以中指定臍，食指與無名指分別按置於兩側天樞穴同時揉動。

（9）丹田：點狀與面狀相結合穴位。

位置：小腹部，臍下 2 寸與 3 寸之間。

操作：可揉、可摩，稱揉丹田（圖 123）或摩丹田。

次數：揉 50~100 次；摩 5 分鐘。

主治：腹痛、遺尿、脫肛、疝氣、尿瀦留等。

臨床應用：①疝氣、遺尿、脫肛，可與補腎經、推三關、揉外勞宮等穴合用；②尿瀦留，可與按丹田、推箕門等穴合用。

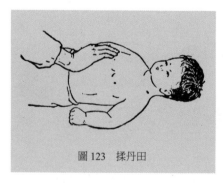

圖 123　揉丹田

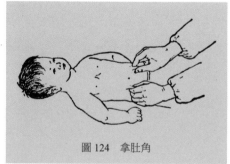

圖 124　拿肚角

（10）肚角

位置：臍下 2 寸，旁開 2 寸。

操作：①用拇、食、中三指作拿法，稱拿肚角（圖 124）；②用中指按，稱按肚角。

次數：3~5 次。

主治：腹痛、腹瀉。

臨床應用：對虛寒腹痛，腹瀉效果較好，可與揉脾經、摩腹、揉丹田等穴合用。

本法刺激性較強，為防止患兒哭鬧影響手法的進行，可在諸手法施畢後，再拿此穴。

（11）胸腹部常用穴位小結

1）胸部諸穴：主要用於呼吸系統疾病，如咳喘，痰鳴，胸悶諸症。

2）中、上腹部諸穴：主要用於消化系統功能性紊亂，如消化不良、腹脹、腹瀉、便秘諸症。

3）下腹部諸穴：主要用於溫煦下焦，培腎固本，治泌尿系統疾病如遺尿等。

【每日練習】

1. 請重點掌握膻中、中脘的操作和臨床應用。

2. 醫治腹瀉的有效組合穴包括哪些內容？

腰背部穴位

（1）肩井：點狀與面狀結合穴位。

位置：在大椎與肩峰連線之中點部位。

操作：①用手指按其穴位，稱按肩井；②用拇指與食、中二指對稱用力作拿法，稱拿肩井（圖125）。

次　數： 按 30~50 次； 拿 3~5 次。

主治：感冒、驚厥、上肢抬舉不利等。

臨床應用：①感冒，可與常例手法，拿風池等穴合用；②上肢痹痛可結合局部相應的成人手法醫治；③可用於治療結束後的總收法。

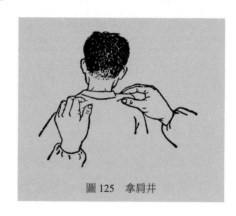

圖125　拿肩井

（2）大椎：

位置：第七頸椎棘突下間隙。

操作：用中指揉，稱揉大椎。

次數：20~30 次。

主治：項強、發熱、咳嗽。

臨床應用：①感冒發熱項強可與常例手法推天柱等穴合用；②咳嗽，可與揉乳房、乳根等穴合用。

（3）風門

位置：第二胸椎與第三胸椎棘突之間，左右各旁開 1 寸 5 分。

操作：食、中兩指分別置於左右穴位揉動，稱揉風門。

次數：20~30 次。

主治：感冒、咳嗽、氣喘。

臨床應用：本穴主要用於外感風寒，可與拿風池、清肺經、揉肺俞、推揉膻中等穴合用。

（4）肺俞

位置：第三胸椎與第四胸椎棘突之間，左右各旁開 1 寸 5 分。

操作（圖 126）：①以食、中兩指分別置於左右穴位揉動，稱揉肺俞；②兩拇指分別自肩胛骨內側緣從上向下推動，稱推肺俞或稱為分推肩胛骨。

次數：揉 50~100 次；推 100~300 次。

主治：喘咳、痰鳴、胸悶、胸痛等症。

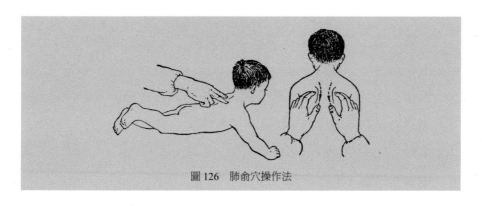

圖 126　肺俞穴操作法

臨床應用：本穴多用於呼吸系統疾病，可與推揉膻中、清肺經、揉豐隆等穴合用；對久咳不癒者，指揉操作時可蘸少量精細鹽，效果會更好。

（5）脾俞

位置：第十一胸椎與第十二胸椎棘突之間，左右各旁開 1 寸 5 分。

操作：以食、中兩指分別置於左右穴位揉動，稱揉脾俞。

次數：50~100 次。

主治：腹瀉、消化不良、食慾不振、疳積、四肢乏力等。

臨床應用：本穴主要用於消化系統疾病。可與揉中脘、推脾經，按揉足三里、捏脊等穴合用。

（6）腎俞

位置：第二腰椎與第三腰椎棘突之間，左右各旁開 1 寸 5 分。

操作：以食、中兩指分別置於左右穴位揉動，稱揉腎俞。

次數：50~100 次。

主治：腹瀉、便秘、小腹痛、下肢痿軟乏力等。

臨床應用：①對腎虛所致腹瀉、便秘的患兒，可與補脾經、補腎經、揉上馬等穴合用；②對下肢痿軟乏力，可與捏脊、肢體手法治療合用。

（7）腰俞

位置：第三腰椎與第四腰椎棘突之間，左右各旁開 3 寸 5 分凹陷中。

操作：①可以食、中兩指分別置於左右穴位揉動；②亦可雙手拇指分別置於左右穴位揉動，都稱為揉腰俞。

次數：50~100 次。

主治：腰痛、下肢癱瘓。

臨床應用：可配合肢體手法推拿治療。

（8）脊柱：線狀穴。

位置：大椎至長強成一直線。是小兒身體上最長的線狀穴。

操作：用食、中二指螺紋面自上而下作直推，稱推脊（圖127）。若加天柱骨一起自上而下直推，就稱為大推脊，其清熱作用更強。②用捏法自下而上，稱捏脊法（詳見第244頁"捏脊法"）。

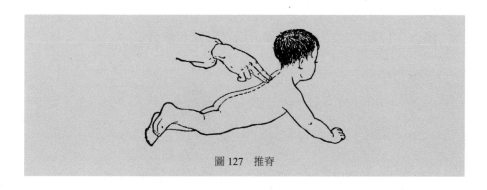

圖127　推脊

次數：推300~500次或更多；捏3~5遍。

主治：發熱、驚風、疳積、腹瀉、便秘等。

臨床應用：①能清熱，在推脊時可蘸少量冰水或酒精，是一種有效的物理降溫方法，多與退下六腑、清天河水、推湧泉等穴合用；②捏脊能調陰陽、理氣血、和臟腑、通經絡、培元氣，具有強健身體的功能，是小兒保健常用主要手法之一。多與補脾經、補腎經、推上三關、摩腹、按揉足三里等穴合用，治療先、後天不足的一些慢性病症，均有一定的效果。

（9）七節骨（七節）：線狀穴。

位置：第四腰椎棘突向下至尾椎骨端（長強）成一直線。

操作：用拇指橈側面或食、中二指螺紋面自下而上或自上而下作直線推動，分別稱為推上七節和推下七節。

次數：100~300 次。

主治：泄瀉、便秘、脫肛。

臨床應用：①推上七節能止瀉，可與揉龜尾、摩腹、揉臍等穴相合用。推上七節還可治療氣虛下陷的脫肛、遺尿可與按揉百會，揉丹田等穴合用；②推下七節能通便，可與揉膊陽池穴合用。

（10）龜尾

位置：尾椎骨端（即督脈經長強穴）。

操作：以拇指端或中指端揉，稱揉龜尾（圖 128）。

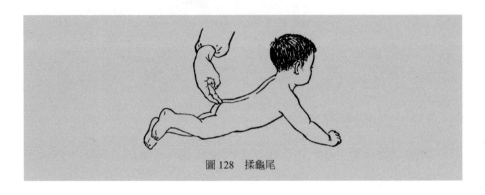

圖 128　揉龜尾

次數：100~300 次。

主治：泄瀉、便秘、脫肛、遺尿。

臨床應用：本穴能通調督脈之經氣，調節大腸（具有雙向性）的功能。①對泄瀉、便秘可與推七節、摩腹、揉臍等穴合用；②對脫肛、遺尿可與揉丹田、按揉百會等穴合用。

（11）腰背部常用穴位小結

1）按揉肺俞、脾俞、腎俞：能調治肺、脾、腎本臟器及其相關的疾病，能補其不足，瀉其有餘。

2）推脊、揉大椎、揉風門：均能清熱。前者清熱作用較大，後兩者以解表平喘為長。

　3）龜尾、七節：具有雙向調節大腸功能的穴位，一起應用，形成一組合穴。

【每日練習】

1. 掌握肺俞、脾俞、腎俞位置，操作及臨床應用。
2. 七節骨如何操作？臨床上怎樣正確使用推上和推下七節骨？

第十三週

上肢部穴位（1）

（1）脾經：面狀、線狀相結合穴位。

位置：拇指末節羅紋面。

操作（圖129）：①將患兒拇指屈曲，循拇指橈側邊緣由遠端向掌根方向直推為補，稱補脾經。②拇指伸直，由指端經羅紋面向指根方向直推為清，稱清脾經。補脾經、清脾經，統稱推脾經。③在拇指末節羅紋面作旋推法，亦稱為補脾經。

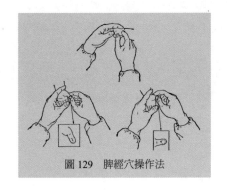

圖129　脾經穴操作法

次數：100~500 次。

主治：腹瀉、便秘、食慾不振、消化不良等。

臨床應用：①補脾經能健脾胃、補氣血。對食慾不振、消化不良可與揉中脘、指揉脾俞、按揉足三里等穴合用；②清脾經能清熱利濕可與清天河水、清大腸等穴合用。

小兒脾胃薄弱不宜攻伐太甚，在一般情況下，脾經穴多用補法；僅只體壯邪實者方能用清法，或清後加補。

（2）肝經：線狀、面狀相結合穴位。

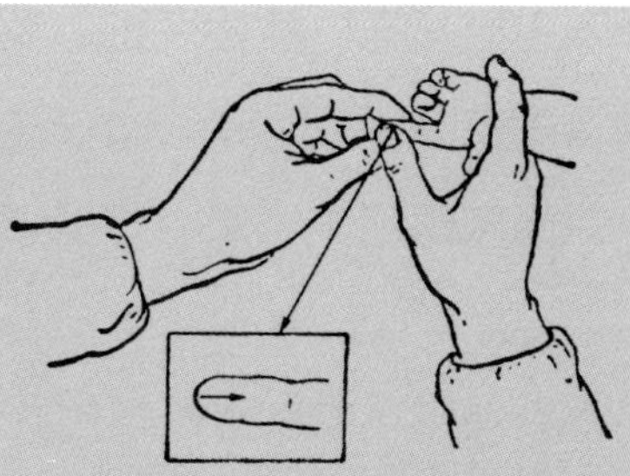

位置：食指末節羅紋面。

操作：食指伸直，由指端向指根方向直推為清，稱清肝經（圖130）；旋推為補，稱補肝經。清肝經、補肝經統稱為推肝經。

圖 130　推肝經（清肝經）

次數：100~500 次。

主治：煩躁不安、驚風、五心煩熱、目赤、口苦咽乾等。

臨床應用：①清肝經能平肝瀉火，息風鎮驚，解鬱除煩，可與清天河水、推湧泉等穴合用；②肝經宜清而不宜補，若肝虛應補時，則需補後加清，或以補腎經代之，稱為滋腎養肝法。

（3）心經：線狀和麵狀相結合穴位。

位置：中指末節羅紋面。

操作（圖 131）：食指伸直，由指端向指根方向直推為清，稱清心經；旋推為補，稱補心經。清心經、補心經統稱為推心經。

次數：100~500 次。

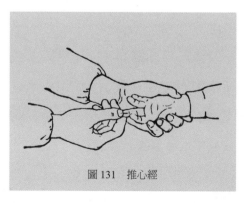
圖 131　推心經

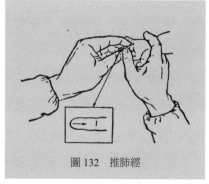
圖 132　推肺經

主治：高熱神昏，五心煩熱，口舌生瘡、小便赤澀、心血不足、驚惕不安等。

臨床應用：①清心經能清熱退心火，可與清天河水、清小腸等穴合用；②本穴宜清不宜補，對心煩不安、睡臥露睛等症，需用補法時，可補後加清，或以補腎經代之。

（4）肺經：面狀、線狀相結合穴位。

位置：無名指末節羅紋面。

操作（圖132）：旋推為補，稱補肺經；由指端向指根方向直推為清，稱清肺經。補肺經和清肺經統稱推肺經。

次數：100~500次。

主治：感冒、發熱、咳嗽、胸悶、氣喘、虛汗、脫肛等。

臨床應用：①補肺經能補益肺氣，可與揉肺俞等穴合用；②清肺經能宣肺清熱，疏風解表，化痰止咳，可與推膻中，揉風門等穴合用。

（5）腎經：面狀、線狀相合穴位。

位置：小指末節羅紋面。

操作（圖133）：由指根向指端方向直推為補，或旋推，稱補腎經；由指端向指根方向直推為清，稱清腎經。補腎經和清腎經統稱推腎經。

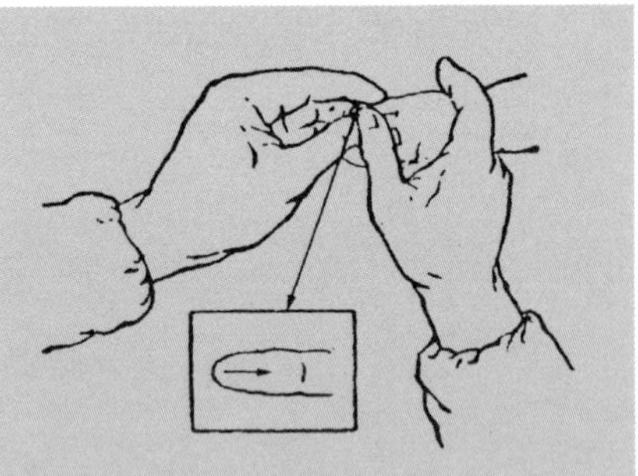

次數：100~500次。

主治：先天不足，久病體

圖133　推腎經（清腎經）

虛，虛喘，腎虛腹瀉、遺尿，膀胱蘊熱，小便淋瀝刺痛等。

臨床應用：①補腎經能補腎益髓，溫養下元，可與揉腎俞、揉丹田等穴合用；②清腎經能清利下焦濕熱，可以清小腸代之。

（6）大腸：線狀穴位。

位置：食指橈側緣，自食指端至虎口呈一直線。

操作（圖 134）：由食指端直推向虎口為補，稱補大腸；反之為清，稱清大腸。補大腸和清大腸統稱為推大腸。

次數：100~300 次。

主治：腹瀉、脫肛、便秘。

臨床應用：①補大腸能澀腸固脫，溫中止瀉，可與揉丹田、揉外勞宮、推三關等穴合用；②清大腸能清利腸腑，除濕熱，守積滯，可與推六腑、摩腹等穴合用；③本穴又稱指三關，亦可用於診斷即望指紋，可參閱第十一週小兒推拿"概述"有關章節。

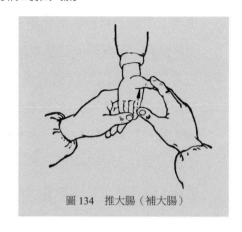

圖 134　推大腸（補大腸）

（7）小腸：線狀穴位。

位置：小指尺側邊緣，自指端到指根成一直線。

操作（圖 135）：由指根向指端方向直推為清，稱清小腸；反

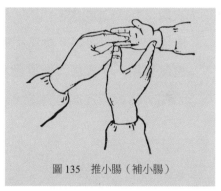

圖 135　推小腸（補小腸）

之為補小腸。清小腸和補小腸統稱為推小腸。

次數：100~300 次。

主治：小便赤澀、尿閉、遺尿等。

臨床應用：①清小腸能清利下焦濕熱泌清別濁，可與清天河水穴合用；②補小腸可用於遺尿、多尿，與揉丹田、揉腎俞等穴合用。

（8）四橫紋（四縫穴）：短線狀穴位。

位置：掌側食、中、環、小指近節指間關節橫紋處。

操作：①四指併攏從食指橫紋推向小指橫紋，稱推四橫紋；②用拇指甲分別掐食、中、環、小指近節指間橫紋，稱掐四橫紋。

次數：推 100~300 次；掐 5 次。

主治：腹脹、疳積、消化不良等。

臨床應用：①推四橫紋多用於治療消化不良、疳積，可與補脾經、揉中脘等穴合用；②掐四橫紋也有同樣效果；③也可選用毫針或三棱針點刺四橫紋出血（液），效果也很好。

（9）板門：面狀穴位。

位置：掌側大魚際平面。

操作（圖 136）：①指揉，稱揉板門；②用推法自指根推向腕橫紋，或從板門穴推向橫紋處，稱推板門。

次數：100~300 次。

主治：食積、腹脹、食慾不振、嘔吐、腹瀉、噯氣等。

臨床應用：①揉板門能健脾和胃，可與補脾經、揉中脘、揉脾俞等穴合用；②板門穴推向腕橫紋能止瀉，腕橫紋推向板門能止嘔吐。

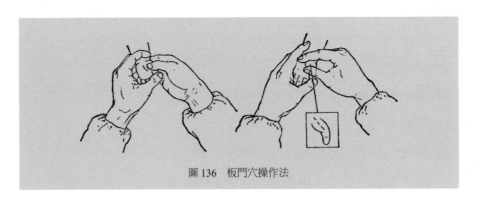

圖 136　板門穴操作法

（10）內勞宮

位置：掌心中，屈指時中指、無名指之間中點。

操作：以指揉，稱揉內勞宮。

次數：100~300 次。

主治：發熱、煩渴、口瘡、齒齦糜爛、虛煩內熱等。

臨床應用：揉內勞宮能清熱除煩，可與清心經、清天河水等穴合用。

（11）內八卦

位置：手掌面，以掌心為圓心，從圓心至中指根橫紋約 2/3 處為半徑所作圓（圖 107）。

操作：用運法，稱運內八卦。

次數：100~300 次。

主治：咳嗽痰喘，胸悶納呆，腹脹嘔吐等。

臨床應用：運內八卦能寬胸利膈，理氣化痰，行滯消食，可與推脾經、推肺經、揉中脘、按揉足三里等穴合用。

【每日練習】

1. 熟記脾、肝、心、肺、腎五經位置、操作及臨床應用。
2. 請掌握四橫紋穴的操作及臨床應用。

上肢部穴位（2）

（1）小天心（魚際交）

位置：掌根，大、小魚際交接處凹陷中。

操作：①中指揉，稱揉小天心（圖137），用指甲掐，稱掐小天心；用中指搗，稱搗小天心。

次數：揉 100~300 次；掐、搗 5~20 次。

主治：驚風、抽搐、煩躁不安、夜啼、小便赤澀、目赤痛、疹痘欲出不透。

臨床應用：①揉小天心能清熱、利尿、明目，可與清心經、清小腸、清天河水等穴合

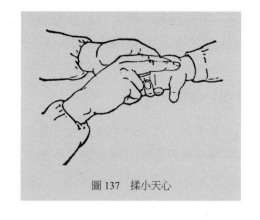

圖137　揉小天心

用；②掐、搗小天心能鎮驚安神，可與清肝經、按揉百會、掐人中、掐老龍等穴合用。

（2）運水入土、運土入水：弧線狀穴位。

位置：掌側，大指根至小指根，沿手掌邊緣呈一弧線狀。

操作：①自拇指根沿手掌邊緣，經小天心推運至小指根，稱運土入水；②反方向自小指根沿手掌邊緣，經小天心推運至拇指根，稱運水入土。

次數：100~300 次。

主治：小便赤澀、腹脹、腹瀉、食慾不振、便秘等。

臨床應用：①運土入水能清脾胃濕熱，利尿止瀉，可與退下六腑穴合用；②運水入土能健脾助運，潤燥通便，可與推上三關穴合用。

（3）總筋

位置：掌後腕橫紋中點。

操作：以指按揉，稱揉總筋（圖 138）；以指甲掐，稱掐總筋。

次數：揉 100~300 次；掐
3~5 次。

主治：驚風抽搐、口舌生瘡、夜啼、潮熱等。

臨床應用：①揉總筋能清心經熱，散結止痛，通調周身氣機，可與清心經、清天河水等穴合用；②治療驚風抽搐多用掐法，可與搗小天心穴合用。

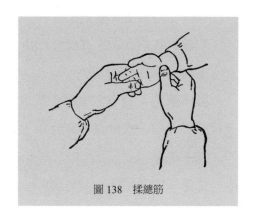

圖 138　揉總筋

（4）大橫紋（手陰陽）：線狀穴位。

位置：掌側腕橫紋。橈側紋頭盡端稱陽池，尺側紋頭盡端稱陰池。

操作：①兩拇指自掌側腕

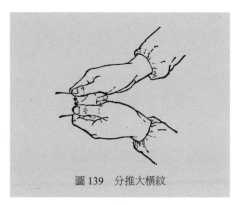

圖 139　分推大橫紋

275

橫紋中央（總筋穴）向兩旁分推，稱分推大橫紋，又稱為分手陰陽（圖139）；②自兩旁（陽池、陰池）向中央（總筋）合推，稱合陰陽。

次數：30~50 次。

主治：寒熱往來，腹脹、腹瀉、嘔吐、食積、煩躁不安。

臨床應用：①分手陰陽能平衡陰陽，調和氣血，行滯食消，可與摩腹、推脾經等穴合用；如實熱證陰池宜重分，虛寒證陽池宜重分；②合陰陽能行痰散結，可與清天河水等穴合用；③揉總筋、分手陰陽是小兒推拿手部操作的常例手法。

（5）十宣（十王）

位置：十指指尖，指甲與白肉際處。

操作：用掐法，稱掐十宣。

次數：各掐 5 次，或醒後即止。

主治：高熱昏厥。

臨床應用：掐十宣主要用於急救，有清熱、開竅的作用，可與掐老龍、掐人中、大推脊等穴合用。

（6）老龍

位置：中指甲後 1 分許。

操作：用掐法，稱掐老龍（圖140）。

次數：掐 5 次，或醒後即止。

主治：急驚風。

臨床應用：掐老龍主要用

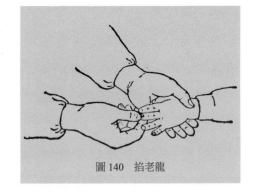

圖140　掐老龍

於急救，有醒神開竅的作用。掐之知痛有聲者，較易治，不知痛而無聲者，一般難治。

（7）二扇門

位置：手背部中指掌指關節兩側凹陷處。

操作（圖141）：①食、中二指按揉，稱揉二扇門；②拇指甲掐，稱掐二扇門。

次數：揉 100~300 次；掐 3~5 次。

主治：身熱無汗。

臨床應用：揉、掐二扇門能發汗透表，退熱平喘，是發汗效穴。若遇患兒高熱無汗，按揉 1~2 分鐘，即可見汗出。對平素體虛外感的患兒可先固表（用補脾經、補腎經等穴）而後再用揉掐二扇門使之發汗。

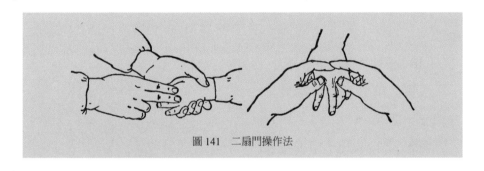

圖141　二扇門操作法

（8）上馬

位置：手背部無名指與小指掌指關節之間。

操作：①拇指端揉，稱揉上馬；②拇指甲掐，稱掐上馬。

次數：揉 100~500 次；掐 3~5 次。

主治：虛熱喘咳、小便赤澀淋瀝。

臨床應用：本法為滋陰補腎的要法，可與揉肺俞、補腎經等穴合用。另外對肺部感染有乾性囉音久不消失者配推小橫紋（掌側，食、中、無名、小指掌指關節橫紋處，由拇指側直推至小指側）。

（9）外勞宮

位置：手背部、與內勞宮穴相對。

操作：①用指揉法，稱揉外勞（圖142）；②用指甲掐，稱掐外勞宮。

次數：揉 100~300 次；掐 3~5 次。

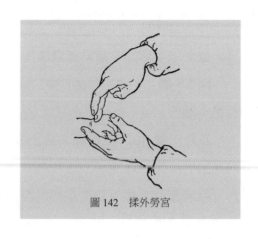

圖142　揉外勞宮

主治：風寒感冒，腹痛腹瀉、脫肛、遺尿等。

臨床應用：本穴性溫，為溫陽散寒，升陽舉陷佳穴，兼能發汗解表。可與補脾經、補腎經、推三關、揉丹田等穴合用治療脫肛、遺尿等症。

（10）三關：線狀穴位。

位置：前臂橈側，陽池至曲池成一直線。

操作（圖143）：用拇指橈側面或食、中指面自腕推向肘，稱推三關，或稱推上三關；屈患兒拇指，自拇指橈側推向肘，稱大推三關。

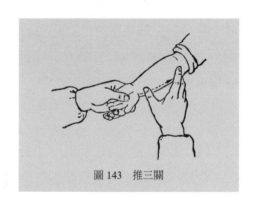

圖143　推三關

次數：100~300 次。

主治：氣血虛弱、病後體弱、陽虛肢冷、腹痛、腹瀉、疹出不透及感冒風寒等一切虛寒病症。

臨床應用：①推三關性溫熱，能益氣行血，溫陽散寒，發汗解表，主治一切虛寒病症，可與補脾經、補腎經、揉丹田、摩腹、捏脊等合用；②對感冒風寒，怕冷無汗或疹出不透等症，可與清肺經、招揉二扇門等穴合用。

（11）六腑：線狀穴位。

位置：前臂尺側，陰池至少海成一直線。

操作：用拇指或食、中指面自肘推向腕部，稱推（退）六腑（圖144），或退下六腑。

次數：100~300次。

主治：高熱、煩渴、驚風、咽痛、木舌、腮腺炎和大便秘結等。

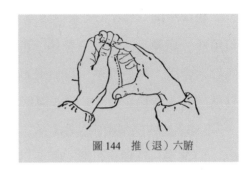
圖144　推（退）六腑

臨床應用：退六腑性寒涼，可用於一切實熱病證。可與清肺經、清心經、清肝經、推脊等穴合用。

本法與推三關為大涼大熱之法，可單用，亦可合用。若患兒氣虛體弱，畏寒怕冷，可單用推三關，如高熱煩渴，可單用退六腑。而兩穴合用能平衡陰陽，防止大涼大熱，傷其正氣。如寒熱夾雜，以熱為主，退則可以退六腑與推三關之比為3：1；若以寒為重，則可以推三關與退六腑之比為3：1。

（12）清天河水：線狀穴位。

位置：前臂正中，總筋至洪池（曲澤）成一直線。

操作：用食、中二指指腹自腕推向肘部，稱推天河水，或稱清天河水（圖145）；用食、中二指蘸水自總筋處一起

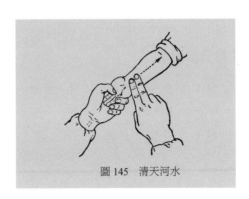
圖145　清天河水

一落彈打如彈琴狀，直至洪池，同時一面用口吹氣隨之，稱打馬過天河。

次數：100~300 次。

主治：外感發熱、潮熱，內熱等一切熱證。

臨床應用：①清天河水性微涼，較平和，能清熱解表，瀉火除煩，可用於一切熱證；對外感發熱，可與清肺經、推攢竹、推坎宮、揉太陽等穴合用，對於內熱，可與清心經、清肝經、揉湧泉等穴合用；②打馬過天河清熱之力大於清天河水，多用於實熱、高熱等症。

（13）上肢部常用穴位小結

1）脾經、肝經、心經、肺經、腎經、胃經、大腸經、小腸經諸穴：主要用於本臟腑的病證，用補法能補其不足，用清法能瀉其有餘。其中肝經、心經兩穴宜清不宜補；脾經、腎經兩穴宜補不宜清。

2）清熱類穴位：掐揉二扇門、清天河水、推三關，治外感發熱。

清天河水、打馬過天河、退下六腑、揉小天心，清營分血分之熱。

揉內勞宮、揉上馬，清虛煩內熱。

揉內勞宮與揉小天心結合，可清心經之熱。

分手陰陽能調和氣血，用於寒熱往來。

3）健脾類穴位：推板門、揉板門、推四橫紋、推小橫紋可健脾和中，助運消滯。

【每日練習】

1. 請熟記脾經、肝經、心經、肺經、腎經、大腸、小腸諸穴位置、操作、主治及臨床應用。
2. 請熟記三關、六腑、天河水諸穴位置、操作、主治及臨床應用。

週 3

下 肢 部 穴 位

（1）箕門：線狀穴位。

位置：大腿內側，髕骨內上角至腹股溝中點一直線。

操作：以食、中二指自髕骨內上角向腹股溝部作直推，稱推箕門。

次數：100~300 次。

主治：小便赤澀不利、尿閉、水瀉等。

臨床應用：箕門穴性平和，有較好的利尿作用。①用於尿瀦留，可與揉丹田、按揉三陰交等穴合用；②用於小便赤澀不利，可與清小腸穴合用。

（2）百蟲

位置：膝上內側肌肉豐厚處。

操作：按或拿，稱按百蟲或拿百蟲（圖146）。

次數：5~10 次。

主治：四肢抽搐，下肢痿痹。

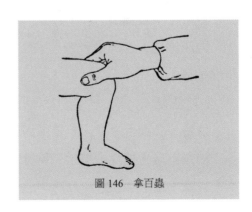

圖146　拿百蟲

臨床應用：按或拿百蟲能通經絡、止抽搐，多用於下肢痹痛和癱瘓等症，可與拿委中、按揉足三里、揉解溪等穴合用。若用於驚風、抽搐，手法應加強刺激。

（3）足三里

位置：膝關節外側間隙下 3 寸，脛骨前脊外一橫指。

操作：以指端作按揉，稱按揉足三里。

次數：50~100 次。

主治：腹脹、腹痛、泄瀉嘔吐、下肢痿、痹等症。

臨床應用：本穴為足陽明胃經合穴，能健脾和胃，調中理氣，導滯通絡，是治療消化系統疾病的主穴。①腹脹、腹痛可與摩腹、揉脾俞穴合用；②嘔吐，可與推天柱骨、分腹陰陽穴合用；③脾虛腹瀉可與推上七節、補大腸穴合用；④與捏脊、摩腹合用，可作為小兒保健常規手法；⑤下肢痿痹證可輔局部成人手法醫療（詳見第三週與第四週成人推拿有關治療內容）。

（4）前承山

位置：小腿前部、脛骨外側與後承山穴相對處。

操作：掐、揉本穴，稱掐前承山或揉前承山。

次數：掐 5 次；揉 30 次。

主治：下肢抽搐。

臨床應用：常與拿委中、按百蟲、掐解溪等合用治療角弓反張，下肢抽搐。

（5）豐隆

位置：外踝上 8 寸，脛骨前緣外側 1 寸 5 分，脛腓骨之間。

操作：以拇指或中指揉，稱揉豐隆。

次數：50~100 次。

主治：咳嗽、痰鳴、氣喘。

臨床應用：揉豐隆能和胃氣，化痰濕。主要用於痰涎壅盛、咳嗽、氣喘等症，可與揉膻中，揉肺俞，運內八卦等穴合用。

（6）三陰交

位置：內踝上 3 寸，脛骨後緣。

操作：以拇指或食指作按揉，稱按揉三陰交（圖 147）。

次數：100~300 次。

主治：遺尿、癃閉、小便頻數澀痛不利，下肢痹痛等。

臨床應用：按揉三陰交能通血脈、活經絡、疏下焦、利

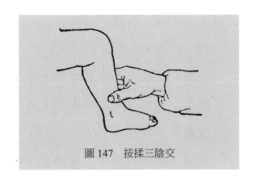

圖 147　按揉三陰交

濕熱、通調水道，亦能健脾胃、助運化等，是治療泌尿系統疾病的主穴。如遺尿、尿閉、小便不利，可與揉丹田、推箕門、推腎經等穴合用。健脾胃，助運化可與揉中脘、推脾經等穴合用。

（7）解溪

位置：踝關節前橫紋中，兩筋間凹陷中。

操作：掐和揉本穴，稱掐解溪或揉解溪。

次數：掐 3~5 次；揉 50~100 次。

主治：驚風，吐瀉不止，踝關節屈伸不利。

臨床應用：①驚風，吐瀉用掐法，可與按百蟲，按揉足三里等穴合用。②踝關節屈伸不利用揉法，可配合其他成人手法合用。

（8）委中

位置：膕窩中央，兩大筋之間。

操作：以食指指端提拿鈎撥膕窩中軟組織，稱拿委中（圖 148）。

次數：3~5 次。

主治：驚風抽搐、下肢痿軟。

臨床應用：①驚風抽搐，可與按百蟲、掐老龍等穴合用；②下肢痿軟，可與按揉足三里，按揉股四頭肌，脛前肌合用。

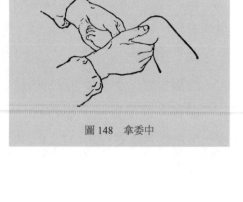

圖 148　拿委中

（9）後承山（承山）

位置：腓腸肌肌腹下陷中。

操作：用拿法，稱拿後承山。

次數：3~5 次。

主治：腿痛轉筋，下肢痿軟。

臨床應用：拿承山能止抽搐、通經絡，常與拿委中、按揉足三里、拿腓腸肌配合治療腓腸肌痙攣、下肢痿軟等病症。

（10）僕參

位置：足外踝下凹陷中。

操作：以拿或掐本穴，稱拿僕參、掐僕參（圖 149）。

次數：3~5 次。

主治：昏厥、驚風。

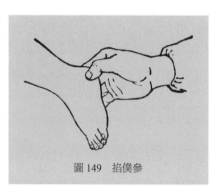

圖 149　掐僕參

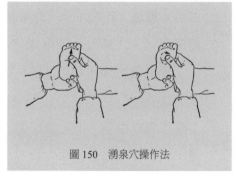

圖 150　湧泉穴操作法

284

臨床應用：主要用於昏厥，可與掐人中、掐老龍等穴合用。

（11）湧泉：點狀、線狀相結合穴位。

位置：蹺足時，在足心前 1/3 的凹陷中。

操作（圖 150）：①以拇指從湧泉穴向足趾方向直推，稱推湧泉；②以指端揉，稱揉湧泉。

次數：50~100 次。

主治：發熱、五心煩熱、嘔吐，腹瀉。

臨床應用：①推湧泉能引火歸元，退虛熱，主要用於五心煩熱，煩躁不安等症，可與揉上馬，運內勞宮等穴合用；退實熱，可與推脊，退下六腑，清天河水等穴合用；②揉湧泉能治吐瀉，左揉止吐，右揉止瀉。

（12）下肢部常用穴位小結

1）百蟲、承山、前承山、解溪、委中、僕參諸穴：均能治驚風抽搐和下肢轉筋，亦能治下肢痿痹諸證。

2）箕門、三陰交：兩穴能治尿閉、小便不利等泌尿系統疾病。

3）有個性的穴位：足三里是治療消化系統疾病主穴。豐隆能化痰濕，止咳平喘。推湧泉屬釜底抽薪之法，不僅能退實熱也能除虛熱。

【每日練習】

（1）請熟記足三里、豐隆、三陰交、湧泉諸穴的位置、操作、主治及臨床應用。

（2）請掌握下肢 3~5 個能醫治驚風、抽搐的穴位位置。

---————— 週 4 —————

四、小兒常見病症的推拿治療

嬰兒腹瀉

嬰兒腹瀉又稱為消化不良，是以腹瀉為主要症狀的一種胃腸道紊亂綜合征。本病四季皆可發生，但以夏、秋兩季為多見。如治療不及時或治療不當，輕則遷延日久，影響小兒營養，生長和發育；重則可引起嚴重脫水，代謝性酸中毒，甚至危及生命。故臨診時必須十分重視。

【臨床表現】

根據腹瀉的輕重可分為輕型（單純性消化不良），即大便次數增多，糞便稀薄或水樣便，或兼有未消化的食物殘渣和少量黏液。重型（中毒性消化不良），患兒腹瀉每天 10 次以上，便中含有大量水分，混有較多黏液，並伴有發熱、嘔吐，食慾低下、皮膚乾燥、精神萎靡，若不及時治療，可逐漸出現脫水和代謝性酸中毒症狀，故在臨床上必須嚴密觀察病情變化。

按中醫學辨證，嬰兒腹瀉分為寒濕瀉、濕熱瀉、傷食瀉、脾虛瀉等：

（1）寒濕瀉：大便稀薄多沫，色淡無臭，腹痛腸鳴，面色淡白，口不渴，小便清長，苔白膩，脈濡，指紋色紅。

（2）濕熱瀉：腹痛即瀉，急迫暴注，大便色黃褐熱臭，身有微熱，口渴，尿少色黃，苔黃膩，脈滑數，指紋色紫。

（3）傷食瀉：脘腹脹滿，瀉前哭鬧不安，瀉後痛緩，大便量多酸臭，含有未消化的食物殘渣，多矢氣，常伴有嘔吐酸餿，口臭納呆，不思乳食，苔厚或垢膩，脈滑。

（4）脾虛瀉：久瀉不癒，或經常反覆發作，面黃神疲，食慾不振，大便稀薄夾有奶塊或食物殘渣，或每餐過後即瀉，苔薄，脈濡。若腹瀉日久不癒，進而可損及腎陽，瀉下不止，完穀不化，四肢厥冷，精神萎靡，舌淡苔薄，脈軟無力。

【治療】

（1）治療法則：結合臨床，根據辨證後的證型擬定以下各種治療法則，寒濕瀉者，治宜溫中散寒，化濕止瀉；濕熱瀉者，治宜清熱利濕，調中止瀉；傷食瀉者，治宜消食導滯，和胃止瀉；脾虛瀉者，治宜健脾益氣，溫陽止瀉；脾腎陽虛者，治宜溫補脾腎，固澀止瀉。

（2）常用穴位：腹、臍、七節骨、龜尾、脾土、大腸、足三里等穴。

（3）常用手法：摩法、揉法、推法、按法、擦法、捏脊法等。

（4）操作方法如下：

1）基本治療法：患兒取仰臥位（可以家長抱在懷裏，亦可躺在治療牀上，以下均類同）。醫者坐於患兒右側，用一手在患兒全腹部做掌摩法，手法宜輕，要有定向（即始終是順時針方向的摩動）；上腹、下腹和全腹部三者要有機結合，反覆循環進行 8~10 分鐘。繼以上體位，醫者用食、中、環三指分別安置於臍、左右天樞穴，作三指揉 1~2 分鐘。繼而治療手部穴位，補脾經 100 次，推大腸 100 次。最後再按揉雙側足三里穴 1~2 分鐘。

患兒取俯臥位（同樣可以家長抱在懷裏，亦可躺在治療牀上，以下均類同），醫者先揉龜尾 300 次，再推上七節 300 次。

2）隨證加減如下。

寒濕瀉：加揉外勞宮 100 次，推上三關 300 次，再補脾經 100 次。

濕熱瀉：加清脾經 200 次，清大腸 200 次，清小腸 200 次，清天河水 300 次，退下六腑 300 次。

傷食瀉：加補脾經 300 次，補大腸 200 次，推三關 300 次；按揉脾胃俞穴各 1 分鐘。

脾腎陽虛瀉：加補脾經 300 次，補腎經 300 次，補大腸 200 次；按揉腎俞穴 1 分鐘，橫擦八髎穴以熱為度。

【注意事項】

（1）推拿雖可醫治嬰兒腹瀉，但僅局限於胃腸消化功能紊亂而致的腹瀉和單純的輪狀病毒性腹瀉，無明顯脱水和酸中毒的患兒。

（2）對腸道感染而引起的細菌性痢疾，應首先給予抗生素治療。

（3）對患兒應控制飲食，患兒每次便後須用溫水洗淨肛門，勤換尿布，保持皮膚清潔乾燥。

（4）應注意合理餵養，哺乳或餵食儘可能做到定時定量，添加副食品不宜太快，品種不宜太多。並注意氣候變化，及時增減衣服，注意飲食衛生，預防腸道疾病。

【每日練習】

1. 何謂嬰兒腹瀉？
2. 推拿治療腹瀉是哪一種？其基本操作如何？

週 5

發 熱

發熱是指病理性的體溫升高,是人體對於致病因數的一種全身性反應,是許多疾病的伴隨症狀。這裏僅介紹由上呼吸道感染而引起的某些急性發熱和部分功能性發熱。小兒體溫比成人略高。一般小兒正常肛溫為 36.9~37.5℃,比口溫約高 0.5℃,而腋溫比口溫低 0.5℃。小兒正常體溫一晝夜有輕微波動,晨間稍低,下午稍高,但波動範圍不超過 1℃。小兒在進食、哭鬧、活動、衣被過厚、室溫過高等均可使體溫暫時升高,這些都屬正常。

【臨床表現】

體溫異常升高(肛溫達 37.5℃ 以上)是本病的主要特徵。患兒可出現煩躁不安,呼吸急促,鼻翼翕動,驚跳抽搐或精神萎靡,神昏譫語,疲乏無力,不思飲食等。

根據中醫辨證,可分為外感發熱、肺胃實熱和陰虛內熱。

(1)外感發熱:外感風寒者,可有發熱惡寒,頭痛無汗,鼻塞、鼻流清涕,口不渴,咳嗽、痰清稀,苔薄白,脈浮,指紋鮮紅。外感風熱者,可有發熱,微汗出,頭痛,鼻塞,鼻流濁涕,咳嗽、痰黃稠,咽痛口乾，舌質紅、苔薄黃、脈浮數、指紋紅紫色。

（2）肺胃實熱：發熱較高，面赤唇紅，口鼻乾燥，渴而引飲，氣息喘急，不思飲食，大便秘結，小便短赤，舌質紅、苔黃燥、脈數而實、指紋深紫。

（3）陰虛內熱：以午後潮熱或低熱為主，形瘦體弱，自汗盜汗，五心煩熱，口唇乾燥，食慾減退，舌紅苔剝、脈細數、指紋淡紫。

【治療】

（1）治療法則：外感發熱者，宜清熱解表，發散外邪；肺胃實熱者，宜宣肺清熱，消食理氣；陰虛內熱者，滋陰清熱，補益肺腎。

（2）常用穴位：三關、六腑、天河水、肺經、肺俞、風池等。

（3）常用手法：推法、揉法、抹法、摩法、按法等。

（4）操作方法如下：

1）外感發熱：開天門 30 次，分頭陰陽 30 次，揉太陽 30 次，清肺經 300 次，清天河水 300 次；屬風寒感冒者，加推上三關 300 次，揉二扇門 300 次，拿風池 3~5 次；風熱感冒者，加推脊 300 次。兼咳嗽、痰鳴者，加推揉膻中 50 次，揉肺俞 100 次，揉豐隆 50 次。

2）肺胃實熱：清肺經 300 次，清胃經 300 次，清大腸 200 次，揉板門 200 次，運內八卦 200 次，清天河水 300 次，退下六腑 300 次，揉中脘 150 次，揉天樞 100 次。

3）陰虛內熱：補脾經 300 次，補肺經 300 次，補腎經 300 次，清肝經 200 次，揉上馬 300 次，清天河水 300 次，推湧泉 50 次，按揉足三里 100 次。

（1）對小兒發熱的治療，必須詳細檢查，找出發熱的原因，明確診斷，特別要排除急性傳染病及其他急性感染性疾病，以免誤診誤治。即使是外感發熱，只要是高熱患兒，就應予以靜脈補液等綜合治療。

（2）在發熱期間，要鼓勵患兒多飲開水，飲食要富於營養，易於消化。

（3）平時要鼓勵小兒積極進行體育鍛煉，增強體質。

【每日練習】

1. 發熱一證中醫如何辨證？分哪幾型？
2. 各型發熱如何推拿治療？

第十四週

支氣管哮喘

　　支氣管哮喘多見於 4~5 歲以上的小兒，患兒男性多於女性，均為過敏性體質，小兒期起病者約 1/2 有嬰兒濕疹史，或常有家族過敏史（約 50%），並有遺傳傾向。哮喘一年四季都可發病，但以春秋季節、氣候驟變時更易發生，呼吸道感染尤其是病毒感染是哮喘的重要致病誘因。臨床上有哮必有喘，兩者密切難分，所以一般通稱為哮喘。

【臨床表現】

　　支氣管哮喘典型發作前常有先兆症狀，如咳嗽、胸悶或鼻癢連續噴嚏等。如不及時治療，可迅速出現喘息。急性發作時患兒有氣急、哮喘、咳嗽及多痰。由於呼吸時支氣管腔有生理性縮小，所以呼吸困難尤為明顯，有“呼氣性氣急”之稱。患者多被迫採取坐位，兩手前撐，兩肩聳起，張口抬肩，額部冷汗、痛苦異常。體檢可見：胸部多較飽滿，呈過度清音，兩肺佈滿哮鳴音；嚴重者，可有唇、指發紺。每次發作歷時數小時或甚至數日（持續發作）才逐漸緩解。

　　按中醫辨證一般可分為寒喘、熱喘和虛喘三種。

　　（1）寒喘：患兒咳喘，喉間痰鳴，痰色清稀多泡沫，面色蒼白，四肢欠溫，口不渴，小便清長，舌質淡，苔薄白，脈浮緊或浮清。

（2）熱喘：患兒咳喘，氣粗息湧，痰鳴聲響，痰稠色黃，面紅身熱，胸脅脹滿，煩躁不安，渴喜冷飲，大便秘結，小便短赤，舌質紅，苔薄黃或黃厚，脈浮數或弦滑。

（3）虛喘：動則氣促喘息，面青唇紫，頭汗涔涔，端坐喘息，四肢不溫，腰腿痠軟，神疲乏力，納食不香，大便澄青，小便清長，舌淡苔白，脈細無力。

【治療】

（1）治療法則：降氣化痰，止咳平喘。

（2）常用穴位：肺經、內八卦、板門、膻中、定喘、肺俞、脅肋等。

（3）常用手法：推法、揉法、摩法、搓法、拿法、擦法等。

（4）操作方法如下：

1）基本治法：面對患兒先作頭部常例手法，推攢竹（開天門）30次，推坎宮（分頭部陰陽）30次，揉太陽30次。繼而分別按揉膻中、乳旁、乳根穴，每穴1~2分鐘。起寬胸宣肺之功效。再治療手部穴位，補脾經500次，運內八卦400次，掐四橫紋，每橫紋3~5次，揉板門500次，特別是揉板門結合搓、擦脅肋100次能降氣平喘。

在患兒背面，以中指定大椎，食、環兩指分別置於左右定喘穴（大椎旁0.5寸，屬經外奇穴），用三指揉，各100次，雙指揉肺俞100次，分推肩胛骨100次；左右向擦肺俞穴，以熱為度，拿肩井3~5次結束治療。

2）隨證加減如下。

寒喘者：加推上三關300次，按揉風池10~20次，擦脊柱及兩側膀胱經，均以熱為度。

熱喘者：加清肺經 300 次，清大腸 200 次，退下六腑 300 次，推脊 300 次，揉豐隆 100 次。

　　虛喘者：補肺經 300 次，補腎經 500 次，揉丹田 3~5 分鐘，按揉足三里 20 次，雙指揉肺、脾、腎俞各 1 分鐘。

【注意事項】

　　（1）加強體育鍛煉和增加戶外活動，以增加體質，減少發作次數。

　　（2）對反覆發作者注射哮喘菌苗。

　　（3）找出過敏原，進行脫敏治療，避免接觸過敏原。

　　（4）注意保暖，預防呼吸道感染。

　　（5）若經推拿治療無效者，應立即補液、吸氧、控制感染等綜合治療。

　　（6）依據中醫冬病夏治的觀點，在伏天予以推拿可獲得較好的效果。另外，在發作後緩解期的推拿治療，可起預防作用和減輕發作的程度。

咳 嗽

　　呼吸道急、慢性感染所致的小兒咳嗽在臨床中最為多見，一年四季都可發生，但以冬春季最為多見。中醫學認為肺為嬌臟，職司呼吸，居臟腑之上，外感邪氣，首當犯肺。邪束肌表，肺氣不宣，清肅失職，肺氣上逆，發為咳嗽。且古人認為有聲無痰稱之咳，有痰無聲稱之嗽，一般通稱為咳嗽。

【臨床表現】

　　因咳嗽本身是一種症狀，根據中醫辨證，分為外感咳嗽和內傷咳嗽兩類。

（1）外感咳嗽：屬風寒者，主症咳嗽，咳痰清稀，鼻塞涕清，頭身疼痛，惡寒不發熱或有微熱，無汗，口不渴，苔薄白，脈浮緊。屬風熱者，主症咳嗽，痰色黃稠，咳痰不暢，發熱惡風，汗出，鼻流濁涕，咽喉乾痛或癢，口渴欲飲，大便乾燥，小便黃赤，舌質紅，苔薄黃，脈浮數。

（2）內傷咳嗽：久咳不癒，痰多或乾咳無痰，或少痰、或痰稠難以咳出，面色蒼白，四肢欠溫，氣短汗出，胸悶納呆，形體消瘦，神疲乏力，苔白膩，脈細或細數。

【治療】

（1）治療法則：外感風寒咳嗽者，治擬散寒解表，宣肺止咳。外感風熱咳嗽者，治擬清熱解表，肅肺止咳。內傷咳嗽者，治擬健脾養肺，止咳化痰。

（2）常用穴位：肺經、內八卦、乳旁、乳根、膻中、肺俞、脾俞、足三里等穴。

（3）常用手法：推法、揉法、按揉法、掐法、拿法等。

（4）操作方法如下：

1）基本操作：面對患兒先在頭面部作常用手法，即開天門 30 次，分頭陰陽 30 次，揉太陽 30 次；繼而在胸部分推膻中 100 次，揉乳旁、乳根各 30 次；再作手部運內八卦 200 次，清肺經 300 次，補肺經 500 次；最後分別按揉雙下肢豐隆和足三里穴，每穴各 1 分鐘。

患兒俯臥於治療牀上或醫者面對患兒背面而坐，分別按揉風門穴和雙指揉肺俞，每穴 1 分鐘；分推肩胛骨 100 次，用擦法施於患兒背俞穴，以熱為度。

2）隨證加減：外感風寒咳嗽者，加揉外勞宮 30 次，推上三關 300 次，拿合谷 5~10 次，拿風池 10 次；外感風熱咳嗽者，加清肺經 500 次，退下六腑 500 次，推天柱骨 100 次；內傷咳嗽者，加補脾經 500 次，補腎經 300 次，揉中脘 200 次，揉丹田 2 分鐘，再按揉脾、胃俞、腎俞，每穴各 1 分鐘。

【注意事項】

（1）咳嗽原本是一症狀，應及時查出引起咳嗽的原因，以便及時正確對症處理。

（2）患病期間，應適當注意休息，飲食以清淡易於消化為原則，禁鹹禁辛辣刺激食物。

（3）胸腹部注意保暖。尤其是在節氣變更時更要留神。

【每日練習】

1. 支氣管哮喘中醫分哪幾型？如何進行推拿治療？
2. 請掌握咳嗽症推拿治療中基本操作。

週 2

疳積

疳積是疳證和積滯的總稱，兩者有輕重程度的不同，積滯是指小兒傷於乳食，損傷脾胃，而致脾胃運化失司，積聚留滯而成。疳證是指氣液乾涸，身體羸瘦，往往是積滯的進一步發展，所以古人有"無積不成疳"的說法。另外小兒感染寄生蟲病，也可轉為疳證。現代醫學認為本病類似於"小兒營養不良"，是一種慢性營養缺乏症，表現為逐漸性消瘦、水腫、生長發育滯緩，嚴重者伴有各器官的功能低下。

【臨床表現】

神疲乏力，面色無華，形體消瘦，發育遲緩，皮下脂肪消失，肌肉萎縮等是本病的主要症狀。根據中醫學辨證，可分為以下兩型。

（1）乳食積滯型：脘腹脹滿，納食不香，夜眠不寧，精神不振，大便不調常有惡臭或便秘，同時可伴有手足心熱等症，苔厚膩，色微黃少津液，脈弱或兼數，指紋紫紅色。

（2）氣血兩虧型：面色白或萎黃呈乾瘪老人面容，毛髮稀疏易脫，骨瘦如柴，皮膚乾燥多屑，精神萎靡，啼聲低沉，困倦無力，動則汗出，四肢不溫可伴浮腫（以下肢為多見），不思飲食或嗜食癖，發育障礙，腹部凹陷，大便溏泄，舌淡苔薄，指紋色淡。

【治療】

（1）治療法則：乳食積滯者，治宜消積導滯，健脾和胃；氣血兩虧者，治宜溫中健脾，補益氣血。

（2）常用穴位：脾經、板門、四縫（四橫紋）、內八卦、腹、臍、足三里、脊柱等穴。

（3）常用手法：推法、揉法、摩法、捏法、掐法、按揉法等。

（4）操作方法如下：

1）基本治法：患兒取仰臥位，先上肢手部操作，推脾經 500 次，推板門 300 次，推四橫紋 200 次，運內八卦 200 次；繼以上體位，摩腹與揉臍相合，約 5 分鐘，使腹部有種溫熱感，再按揉雙側足三里穴各 1 分鐘。

患兒取俯臥位，食、中兩指分別雙指揉脾俞、胃俞、三焦俞，每穴各 1 分鐘；而後在患兒的脊柱穴施捏法，自龜尾穴起，上至大椎穴止，3~5 遍；為加強刺激可在脾、胃、三焦諸穴處多加提捏。

2）隨證加減：對乳食積滯者，加清脾土 500 次，清後加補脾經 300 次，清大腸 300 次，清腎水 100 次，揉中脘 5 分鐘；對氣血兩虧者，加補脾經 500 次，推上三關 300 次，揉摩中脘 5 分鐘，摩丹田 2 分鐘，揉血海 30 次，指揉腎俞、命門諸穴各 1 分鐘。

【注意事項】

（1）要合理餵養小兒，儘可能給予母乳餵養，及時添加輔食，注意營養補充，要給予高蛋白及高熱量正常飲食或軟食，以分次多餐為宜。

（2）注意飲食衛生，預防各種腸道傳染病和寄生蟲病，糾正偏食和嗜食異常等不良習慣。

（3）保證小兒的充足睡眠。適當安排小兒戶外活動及身體鍛煉，以增進食慾，提高消化能力。

便　秘

大便次數減少，糞便乾燥難解稱為便秘。中醫學認為腸胃積熱或熱病後耗傷津液，導致腸道燥熱，燥屎內結難以排出，或體質虛弱津液不能滋潤大腸，致大便排出困難。

【臨床表現】

按中醫辨證，便秘可分為實秘和虛秘兩種。

（1）實秘：大便乾燥，小便短赤，面赤身熱，口臭唇赤，口乾欲飲，噯氣泛酸，納食減少，腹部脹滿。苔黃燥或厚膩，脈弦數，指紋色紫。

（2）虛秘：大便雖不十分乾燥，但在便時力掙難下，小便清長，面色白無華，神疲氣怯，四肢不溫，喜熱惡冷，舌質淡苔薄白，脈細弱，指紋色淡。

【治療】

（1）治療法則：實秘者，治宜引氣導滯，清熱通便；虛秘者，治宜益氣養血，潤燥通便。

（2）常用穴位：中脘、腹、天樞、大橫、大腸俞、膊陽池（前臂背側腕橫紋中點上３寸，相當成人支溝穴）、七節骨、龜尾、足三里等穴。

（3）常用手法：推法、摩法、揉法、按揉法等。

（4）操作方法如下：

1）基本治法：患兒取仰臥位，醫者面對患兒先指揉中脘穴 2 分鐘，而後作順時針方向摩腹 2~3 分鐘；最後重點放在左側天樞、大橫穴作雙指揉法 3~5 分鐘；繼以上體位，按揉雙側膊陽池、足三里穴各 1 分鐘。

患兒取俯臥位，醫者以雙指揉法施於大腸俞穴 1~2 分鐘，然後再用直推法於七節骨，作自上而下推 300 次。最後以指揉法施於龜尾穴揉 300 次結束。

2）隨證加減：實秘者，加清天河水 300 次，退下六腑 300 次，清大腸 300 次，清脾經 200 次，推板門 200 次；虛秘者，加推上三關 300 次，補脾經 500 次，清大腸 200 次，補腎經 300 次，雙指揉腎俞 1 分鐘。

【注意事項】

（1）多食含纖維素的蔬菜和水果。

（2）養成按時排便的習慣。

（3）因其他疾病引起的便秘，應查出病因，針對治療。

【每日練習】

1. 中醫臨床上疳積分哪兩型？其治療法則和推拿基本治法如何？
2. 請掌握小兒便秘推拿治法。

週 3

夜 尿 症

　　夜尿症是夜間睡眠中出現不自主的排尿,其實應屬於睡眠障礙的一型。多見於男孩,男女比例約 6:2。在前半夜發生者多,一般在就寢後 2~3 小時出現。小兒夜尿多屬功能性,居住環境的改變、情緒影響、白天玩耍興奮過度或疲勞、心理刺激等,均可產生功能性夜尿。對於本病的發生必須及早治療,如病期延長,會妨礙兒童的身心健康,影響發育。中醫學認為,多為先天腎氣不足,下元虛冷所致。

【臨床表現】

　　睡眠中不自主的排尿,如白天疲勞、過度興奮或陰雨天,則更易發生。輕則數夜遺尿 1 次,重則每夜遺尿 1~2 次,甚或更多。

　　夜尿病久可見患兒面色萎黃,智力減退,頭暈乏力,腰膝酸軟,四肢欠溫等症。年齡較大兒童有怕羞、自卑感或精神緊張。

【治療】

　　(1)治療法則:溫補脾腎,固澀下元。

　　(2)常用穴位:百會、脾經、腎經、三關、丹田、腎俞、命門、三陰交等穴。

（3）常用手法：推法、揉法、按揉法、擦法、捏法等。

（4）操作方法如下：

1）基本治法：患兒取仰臥位，醫者面對患兒，先按揉百會穴 2 分鐘，繼而補脾經 500 次，補腎經 500 次，推三關 300 次；再以揉法施於丹田穴 3~5 分鐘，最後按揉三陰交 30~50 次。

患兒取俯臥位，醫者以中指定命門，食、無名二指分別置於左右腎俞穴，施三指揉法 2 分鐘；而後以擦法在這三穴作橫向施治，見熱即收；最後可對脊柱施以捏法，自下而上 3~5 遍。

2）隨證加減：腎氣虛者，加補腎經 100 次，推三關 100 次，按揉湧泉 50 次；肺氣虛者，加補肺經 300 次，揉外勞宮 50 次，推三關 100 次；肝經濕熱者，加清肝經 100 次，清小腸 100 次，退下六腑 100 次，搓脅肋 50 次。

【注意事項】

（1）正確誘導，建立患兒自信心，勿使產生恐懼緊張感，以致影響身心健康。

（2）培養按時排尿習慣。白天不要過度興奮；睡前 2 小時不要飲水或食流質，入睡後家長應定時叫醒起牀排尿。

【每日練習】

1. 何謂夜尿症？
2. 請掌握夜尿症的推拿治療操作。

週 4

腦 癱

　　腦性癱瘓指由多種因素所致的腦部損害，而在出生時即已存在的運動功能障礙。病程一般呈非進展性且有逐漸改善的傾向。發病原因以圍產期各種原因引起的腦缺氧最為常見，其次為妊娠中毒、感染、有害放射影響；出生時的難產、腦部挫傷、窒息等。但更多患者致病原因不明確。

【臨床表現】

　　患兒智商低下，反應遲鈍，行為障礙，上臂內旋貼於胸旁，前臂旋前，手、腕及手指屈曲，拇指內收。雙下肢呈明顯的痙攣性截癱步態（剪刀步態，圖 151）。腱反射亢進，肌肉張力增高，上肢可出現霍夫曼徵陽性，下肢可出現巴賓斯基徵陽性等錐體束損害的陽性體徵。

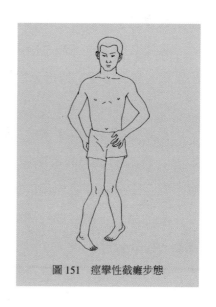

圖 151　痙攣性截癱步態

【治療】

（1）治療法則：益氣活血，滑利關節，恢復肢體功能。

（2）常用穴位及部位：百會、四神聰、風池、大椎、背俞、至陽、筋縮、命門、氣海、關元、曲池、合谷、環跳、承扶、風市、委中、陽陵泉、崑崙等穴，及頭部、四肢屈肌部分。

（3）常用手法：按揉法、按壓法、掃散法、拿法、擦法等，及關節運動法。

（4）操作方法如下：

1）基本治法：患兒取坐位，醫者面對患兒，先單手按揉百會和雙手按揉四神聰，每穴 1 分鐘。繼而在兩側顳部作掃散法，每側 30~50 次。拿風池及頸段棘旁肌肉，上下往返移動，指揉大椎穴約 2 分鐘。

患兒取俯臥位，先以掌根按揉雙側骶棘肌自上而下，上下往返 1~2 分鐘。然後以雙指揉法施於膀胱經背俞自上而下，上下往返多次，心俞、膈俞、脾俞、腎俞為重點，每穴 1 分鐘定點指揉。再對督脈經至陽、筋縮、命門諸穴進行指揉法，每穴 1 分鐘。最後對督脈、膀胱經分別予以擦法，以熱為度。

患兒取仰臥位，醫者坐於患兒右側以摩腹和指揉氣海、關元穴共 5 分鐘。最後以雙手拇指分別按揉雙側足三里穴，每側 1 分鐘。

2）隨證加減如下。

上肢癱瘓者：以掌根按揉肩部三角肌，搓肩關節，按壓肩三穴，並配合肩關節環轉的被動運動，約 3 分鐘。拿肱三頭肌和前臂屈肌羣，配合做肘關節屈伸和前臂旋後的被動運動，約 2 分鐘。再指揉外關、陽池諸穴，配合做腕關節背伸、掌指關節過伸和拇指外展的被動運動，約 3 分鐘。

下肢癱瘓者：在俯臥位時，重點按壓、按揉環跳、承扶穴，並配合髖關節內、外旋轉和後伸的被動運動，約 2 分鐘。以掌根按揉股後、小腿後及跟腱，以跟腱為治療重點可配合拿法、擦法，並加強踝關節背伸的被動運動，約 3 分鐘。在仰臥位時，股內收肌羣是治療重點，

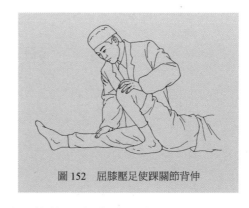

圖 152　屈膝壓足使踝關節背伸

在局部施以掌根按揉法，並配合髖關節外展的被動運動，拿內收肌，彈撥內收肌，約 3 分鐘。指揉血海、陽陵泉、解溪諸穴，擦脛前肌以熱為度，約 3 分鐘。以屈膝壓足（圖 152）結束治療。

【注意事項】

（1）對患兒加強心理衛生教育，鼓勵患兒積極鍛煉和開展力所能及的活動，避免因傷殘而產生自卑、孤獨、怪癖的異常心態。

（2）推拿治療應結合臨床癱瘓肌羣，給予針對性治療，以促使癱瘓肌肉功能的恢復，或減輕肌肉痙攣。

（3）對重症患兒要加強護理，注意營養，預防肺炎等併發症的發生。

【每日練習】

何謂腦癱？如何推拿治療？

嘔 吐

　　嘔吐是小兒常見症狀之一，這裏着重介紹由消化道病變所引起的嘔吐。若護理不當或有嘔吐物被吸入，尚可繼發呼吸道感染。反覆嘔吐易導致水、電解質代謝紊亂，嚴重者可危及生命。長期嘔吐者，可影響營養的吸收，導致小兒營養不良和生長發育障礙。中醫學認為嘔吐是由於胃氣上逆所致。有物有聲者，謂之嘔；有物無聲者，謂之吐；有聲無物者，謂之乾嘔。

【臨床表現】

　　依中醫辨證嘔吐可分為以下三種。

　　（1）寒吐：飲食稍多即吐，時作時止，多為清稀痰水或不消化的乳食，嘔吐物酸臭不甚，腹痛喜暖，面色蒼白，四肢乏溫，大便溏薄，或完穀不化，小便清長，舌質淡，苔薄白，脈細而無力，指紋色紅。

　　（2）熱吐：食入即吐，嘔吐物惡臭，身熱口渴，面赤煩躁，大便臭穢或秘結，小便黃赤，舌質紅，苔黃膩，脈數，指紋色紫。

　　（3）傷食吐：嘔吐頻繁，吐物酸臭腐餿，有未消化的食物殘渣或乳片，脘腹痞悶，腹脹厭食，矢氣惡臭，大便秘結或瀉下酸臭，苔厚膩，脈滑數。

【治療】

（1）治療法則：寒吐者，治宜溫中散寒，和胃降逆；熱吐者，治宜清熱和胃，降逆止嘔；傷食吐者，治宜消食導滯，和中降逆。

（2）常用穴位：脾經、板門、腹陰陽、中脘、脾俞、胃俞、足三里等穴。

（3）常用手法：推法、揉法、摩法、按法等。

（4）操作方法如下：

1）基本治法：患兒取仰臥位，醫者坐於其右側，先揉天突30次，直推膻中500次，揉中脘3分鐘。以雙手拇指分別自劍突下，沿肋弓下緣向左右分推（分推腹陰陽）約50次，再摩腹3分鐘。揉板門穴300次；再以雙手拇指按揉雙側足三里1分鐘。

患兒取俯臥位，醫者坐於其左側，以拇、食二指推天柱骨自上而下200次，再以雙指揉法施於脾俞、胃俞穴，每穴各1分鐘。

2）隨症加減如下。

寒吐者：加補脾經300次，揉外勞宮30次，推上三關300次。

熱吐者：加清脾經100次，清大腸300次，退下六腑200次，揉外勞宮30次。

傷食吐者：加清、補脾經各300次，清大腸300次，推下七節100次，搓摩脅肋50次。

【注意事項】

（1）對嘔吐患兒應適當控制乳食；嘔吐頻繁者，必要時應予禁食，待病情緩解後，再酌增飲食量。

（2）嘔吐時應及時將患兒頭部置於側位，避免嘔吐物吸入氣管。

（3）反覆嘔吐導致水、電解質代謝紊亂者，應及時給予靜脈補液。

小兒保健推拿

對小兒進行保健推拿，能調節經絡的功能，升清降濁，調整虛實，使營衛調和，氣血流暢，陰陽平衡；促進人體細胞代謝和生長發育，提高免疫功能，增強體質，康健臟腑，安神開竅，健腦益智。

【升清降濁，安神開竅，健腦益智】

（1）摩囟門 50~100 次。1歲半以下的小兒因囟門尚未閉合，操作法有二：①用指腹輕貼囟門中心搏動處輕輕摩動。②在囟門的周圍輕輕地指摩（圖153）。對囟門已經閉合的小兒可用揉囟門手法。

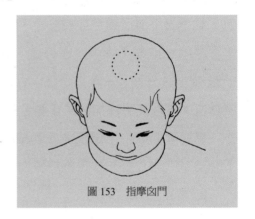

圖 153　指摩囟門

（2）揉百會 50~100 次。

【通調百脈，康健臟腑】

（1）推五經 100~200 次。

五經位置：位於五指尖，從拇指到小指分別為脾經、肝經、心經、肺經、腎經。

操作：小兒俯掌（手心向下）五指併攏，操作者拇指置於小兒手背，另四指併攏，手心與小兒手心向對，從指根向指端作推法。

亦可對脾、肺、腎三經重點加用旋指法，這是先天、後天同補之法。

（2）摩腹、揉丹田（圖 123）共 3~5 分鐘。

（3）推、揉湧泉（圖 150）50~100 次。

【提高免疫功能，增強體質】

（1）捏脊法 3~5 次（圖 108）。此法能振奮督脈，健脾益胃，增進食慾，提高機體免疫功能，增強體質，是小兒保健的重要手法。

（2）揉中脘 100~200 次。健脾和胃，調節胃腸功能。

（3）揉足三里 50 次。足三里是全身強壯之穴，多用於消化系統疾病。揉足三里與捏脊、揉中脘則組合成小兒保健推拿的常用方法。

【每日練習】

掌握小兒保健推拿的基本原則和方法。